国家出版基金项目
NATIONAL PUBLICATION FOUNDATION

中医历代名家学术研究丛书

主编 潘桂娟

Academic Research Series of Famous
Doctors of Traditional Chinese
Medicine through the Ages

"十三五"国家重点图书出版规划项目

汪 剑 编著

黄庭镜

U0308848

全国百佳图书出版单位
中国中医药出版社
·北 京·

图书在版编目（CIP）数据

中医历代名家学术研究丛书.黄庭镜/潘桂娟主编；
汪剑编著.—北京：中国中医药出版社，2022.7
ISBN 978-7-5132-6709-0

Ⅰ.①中… Ⅱ.①潘… ②汪… Ⅲ.①中医临床—
经验—中国—清代 Ⅳ.① R249.1

中国版本图书馆 CIP 数据核字（2021）第 007745 号

中国中医药出版社出版

北京经济技术开发区科创十三街 31 号院二区 8 号楼
邮政编码 100176
传真 010-64405721
河北品睿印刷有限公司印刷
各地新华书店经销

开本 880×1230 1/32 印张 5.5 字数 12 千字
2022 年 7 月第 1 版 2022 年 7 月第 1 次印刷
书号 ISBN 978-7-5132-6709-0

定价 49.00 元
网址 www.cptcm.com

服 务 热 线 010-64405510
购 书 热 线 010-89535836
维 权 打 假 010-64405753

微信服务号 zgzyycbs
微商城网址 https：//kdt.im/LIdUGr
官 方 微 博 http：//e.weibo.com/cptcm
天猫旗舰店网址 https：//zgzyycbs.tmall.com

如有印装质量问题请与本社出版部联系（010-64405510）

2005 年国家重点基础研究发展计划（973 计划）课题"中医学理论体系框架结构与内涵研究"（编号：2005CB532503）

2009 年科技部基础性工作专项重点项目"中医药古籍与方志的文献整理"（编号：2009FY120300）子课题"古代医家学术思想与诊疗经验研究"

2013 年国家重点基础研究发展计划（973 计划）项目"中医理论体系框架结构研究"（编号：2013CB532000）

国家中医药管理局重点研究室"中医理论体系结构与内涵研究室"建设规划

"十三五"国家重点图书、音像、电子出版物出版规划（医药卫生）

2021 年度国家出版基金资助项目

项目来源及国家重点图书出版计划

前
言

中医理论肇始于《黄帝内经》《难经》，本草学探源于《神农本草经》，辨证论治及方剂学发轫于《伤寒杂病论》。在此基础上，历代医家结合自身的思考与实践，提出独具特色的真知灼见，不断革故鼎新，充实完善，使得中医药学具有系统的知识体系结构、丰富的原创理论内涵、显著的临床诊治疗效、深邃的中国哲学背景和特有的话语表达方式。历代医家本身就是"活"的学术载体，他们刻意研精，探微索隐，华叶递荣，日新其用。因此，中医药学发展的历史进程，始终呈现出一派继承不泥古、发扬不离宗的繁荣景象。

中国中医科学院中医基础理论研究所，自 2008 年起相继依托 2005 年国家重点基础研究发展计划（973 计划）课题"中医学理论体系框架结构与内涵研究"、2009 年科技部基础性工作专项重点项目"中医药古籍与方志的文献整理"子课题"古代医家学术思想与诊疗经验研究"、2013 年国家重点基础研究发展计划（973 计划）项目"中医理论体系框架结构研究"，以及国家中医药管理局重点研究室（中医理论体系结构与内涵研究室）建设规划，联合北京中医药大学等 16 所高等院校及科研和医疗机构的专家、学者，选取历代具有代表性或学术特色突出的医家，系统地阐释与解析其学术思想和诊疗经验，旨在发掘与传承、丰富与完善中医理论，为提升中医师临床实践能力和水平提供参考和借鉴。本套丛书即是由此系列研究阶段性成果总结而成。

综观历史，凡能称之为"大医"者，大都博览群书，学问淹博赅洽，集百家之言，成一家之长。因此，我们以每位医家的内容独立成书，尽可能尊重原著，进行总结、提炼和阐发。本丛书的另一个特点是，将医家特色学术观点与临床实践相印证，尽可能选择一些典型医案，用以说明理论的实践价值，便于临床施用。本丛书列选"'十三五'国家重点图书、音像、电子出版物出版规划""医药卫生"类项目，收载民国及以前共 102 名医家。第一批 61 个分册，已于 2017 年出版。第二批 41 个分册，申报 2021 年国家出版基金项目已获批准，出版在即。

丛书各分册作者，有中医基础和临床学科的资深专家、国家及行业重点学科带头人，也有中青年骨干教师、科研人员和临床医师中的学术骨干，来自全国高等中医药院校、科研机构和临床单位。从学科分布来看，涉及中医基础理论、中医各家学说、中医医史文献、中医经典及中医临床基础、中医临床各学科。全体作者以对中医药事业的拳拳之心，共同努力和无私奉献，历经数年完成了这份艰巨的工作，以实际行动切实履行了"继承好、发展好、利用好"中医药的重大使命。

在完成上述科研项目及丛书撰写、统稿与审订的过程中，研究团队暨编委会和审订委员会全体成员精益求精之心始终如一。在上述科研项目负责人、丛书总主编、中国中医科学院中医基础理论研究所潘桂娟研究员主持下，由常务副主编陈曦副研究员、张宇鹏副研究员及各分题负责人——翟双庆教授、钱会南教授、刘桂荣教授、郑洪新教授、邢玉瑞教授、马淑然教授、文颖娟教授、陆翔教授、杨卫彬研究员、崔为教授、江泳教授、柳亚平副教授、王静波副教授等，以及医史文献专家张效霞教授，分别承担或参与了团队的组织和协调，课题任务书和丛书编写体例的起草、修订和具体组织实施，各单位课题研究任务的落实和分册文稿编写、审订等工作。编委会多次组织工作会议和继续教育项目培训，推进编撰工作进度，确保书稿撰写规范，并组织有关专家对初稿进行审订；最终，由总主编与常务副主编对丛书各分册进行复审、修订和统稿，并与全体作者充分交流，对各分册内容加以补充完善，而始得告成。

2016 年 2 月，国家中医药管理局颁布《关于加强中医理论传承创新的若干意见》，指出要"加强对传承脉络清晰、理论特色鲜明的古代医家的学术思想研究"。2016 年 2 月，国务院颁布《中医药发展战略规划纲要（2016—2030 年）》，强调"全面系统继承历代各家学术理论、流派及学说"。上述项目研究及丛书的编写，是研究团队对国家层面"遵循中医药发展规律，传承精华，守正创新"号召的积极响应，体现了当代中医人敢于担当的勇气和矢志不渝的追求！通过此项全国协作的系统工程，凝聚了中医医史、文献、理论、临床研究的专门人才，培育了一支专业化的学术队伍。

在此衷心感谢中国中医科学院及其所属中医基础理论研究所、中医药信息研究所、研究生院，以及北京中医药大学、陕西中医药大学、山东中医药大学、云南中医药大学、安徽中医药大学、辽宁中医药大学、浙江中医药大学、成都中医药大学、湖南中医药大学、长春中医药大学、黑龙江中医药大学、南京中医药大学、河北中医学院、贵州中医药大学、中日友好医院 16 家科研、教学和医疗单位对此项工作的大力支持！衷心感谢中国中医科学院余瀛鳌研究员、姚乃礼主任医师、曹洪欣教授与北京中医药大学严季澜教授在项目实施和本丛书出版过程中给予的悉心指导与支持！衷心感谢中国中医药出版社有关领导及华中健编辑、芮立新编辑、伊丽萦编辑、鄢洁编辑及丛书编校人员的辛勤付出！

在本丛书即将付梓之际，全体作者感慨万千！希望广大读者透过本丛书，能够概要纵览中医药学术发展之历史脉络，撷取中医理论之精华，承绪千载临床之经验，为中医药学术的振兴和人类卫生保健事业做出应有的贡献！

由于种种原因，书中难免有疏漏之处，敬请读者不吝批评指正，以促进本丛书的不断修订和完善，共同推进中医历代名家学术的继承与发扬！

《中医历代名家学术研究丛书》编委会

2021 年 3 月

凡例

一、本套丛书选取的医家，为历代具有代表性或特色思想与临床经验者，包括汉代至晋唐医家6名，宋金元医家19名，明代医家24名，清代医家46名，民国医家7名，总计102名。每位医家独立成册，旨在对医家学术思想与诊疗经验等内容进行较为详尽的总结阐发，并进行精要论述。

二、丛书的编写，本着历史、文献、理论研究有机结合的原则，全面解读、系统梳理和深入研究医家原著，适当参考古今有关该医家的各类文献资料，对医家学术思想和诊疗经验加以发掘、梳理、提炼、升华、概括，将其中具有理论意义、实践价值的独特内容阐发出来。

三、丛书在总体框架上，要求结构合理、层次清晰；在内容阐述上，要求概念正确，表述规范，持论公允，论证充分，观点明确，言之有据；在分册体量上，鉴于每个医家的具体情况不同，总体要求控制在10万～20万字。

四、丛书的每一分册的正文结构，分为"生平概述""著作简介""学术思想""临证经验"与"后世影响"五个独立的内容范畴。各分册将拟论述的内容按照逻辑与次序，分门别类地纳入以上五个内容范畴之中。

五、"生平概述"部分，主要包括医家姓名字号、生卒年代、籍贯等基本信息，时代背景、从医经历以及相关问题的考辨等。

六、"著作简介"部分，逐一介绍医家的著作名称（包括现存、已经亡佚又经后人辑复的著作）、卷数、成书年代、主要内容、学术价值等。

七、"学术思想"部分，分为"学术渊源"与"学术特色"两部分进行论述。前者重在阐述医家之家传、师承、私淑（中医经典或前代医家思想对其影响）关系，重点发掘医家学术思想的历史传承与学术渊源；后者主要从独特学术见解、学术成就、学术特点等方面，总结医家的主要学术思想特色。

八、"临证经验"部分，重点考察和论述医家学术著作中的医案、医论、医话，并有选择地收集历代杂文笔记、地方志等材料，从中提炼整理医家临床诊疗的思路与特色，发掘、总结其独到的诊治方法。此外，还根据医家不同情况，以适当方式选录部分反映医家学术思想与临证特色的医案。

九、"后世影响"部分，主要包括"学术影响与历代评价""学派传承（学术传承）""后世发挥"和"国外流传"等内容。其中，对医家的总体评价，重视和体现学术界共识和主流观点，在此基础上，有理有据地阐明新见解。

十、附以"参考文献"，标示引用著作名称及版本。同时，分册编写过程中涉及的期刊与学位论文，以及未经引用但能体现一定研究水准的期刊与学位论文也一并列出，以充分体现对该医家研究的整体状况。

十一、附以丛书全部医家名录，依照时间先后排列，以便查验。

十二、丛书正文标点符号使用，依据中华人民共和国国家标准《标点符号用法》（GB/T 15834—2011）。医家原书中出现的俗字、异体字等一律改为简化正体字，个别不能对应简化字的繁体字酌予保留。

《中医历代名家学术研究丛书》编委会

2021 年 3 月

内容提要

　　黄庭镜，字燕台，号不尘子，福建建宁人，生于清康熙四十三年（1704），卒于乾隆三十九年（1774）之后。清代中期著名眼科医家，撰有中医眼科名著《目经大成》。此书为中医眼科经典之作，也是中医眼科古籍文献中最为厚重的一部，对后世中医眼科发展影响深远。黄庭镜在眼科温补理论与证治、金针拨障术、眼科理法方药等方面，取得了杰出的学术成就。本书内容包括黄庭镜的生平概述、著作简介、学术思想、临证经验、后世影响等。

黄庭镜，字燕台，号不尘子，福建建宁人，生于清康熙四十三年（1704），卒于乾隆三十九年（1774）之后。清代中期著名眼科医家，撰有中医眼科名著《目经大成》，对后世中医眼科发展影响深远。黄庭镜在眼科温补理论与证治、金针拨障术、眼科理法方药等方面，取得了杰出的学术成就。

现代学者对黄庭镜的学术思想有所探讨和研究，但相关资料较少。以"黄庭镜"为关键词，在《中国知网》（CNKI）检索新中国成立迄今有关黄庭镜研究的相关论文，总计 29 篇。其中，中国期刊全文数据库论文 23 篇、中国重要会议论文全文数据库论文 3 篇、国际重要会议论文全文数据库论文 2 篇、硕士学位论文 1 篇。在超星数字图书馆，以"黄庭镜"为关键词检索，发现相关图书 30 部，其中有关黄庭镜学术研究专著 1 部。相关研究主要包括以下几个方面：其一，黄庭镜著作《目经大成》的研究；其二，黄庭镜学术思想的研究；其三，黄庭镜生平、师承、学术传承的研究；其四，黄庭镜对中医眼科金针拨障术发展贡献的研究。综观现代研究进展，笔者认为有必要继续深入研究并全面挖掘整理黄庭镜的学术思想和临证经验，从整体上阐明其学术成就与学术特色。

《目经大成》作为中医眼科名著，现代曾被多次整理印行出版，主要如下：①由卢丙辰、张邓民点校，中医古籍出版社 1987 年出版的《目经大成》点校本；②由李怀芝、郭君双、郑金生整理，人民卫生出版社 2006 年出版的《目经大成》整理本；③合刊本，主要有 1999 年中医古籍出版社出版的《中华医书集成·五官科类》所收录的《目经大成》简体点校本；④ 1997 年华夏出版社出版的《中医五官科名著集成》所收录的《目经大成》的简体点校本；⑤由汪剑、张晓琳、徐梅校注，中国中医药出版社 2015 年出版的《目经大成》校注本。

本书旨在挖掘和整理眼科名家黄庭镜的学术思想和临证经验。在整理过程中，笔者调研了《中国中医古籍总目》中《目经大成》现存的几个版本，走访了山东、河南、上海、成都等地图书馆，收集了《目经大成》自清代嘉庆以来的达道堂刻本、两仪堂刻本、文馨堂刻本、述古堂刻本；对《目经大成》进行了全面的点校注释，纠正了过去《目经大成》点校本中的若干错误，并于 2015 年 12 月出版了《目经大成》校注本。笔者在对《目经大成》进行文献整理的基础上，又进一步提炼出《目经大成》中有学术价值和临床价值的相关内容，进行了较为系统的挖掘、梳理与研究。

本书所依据的黄庭镜《目经大成》主要版本：①汪剑、张晓琳、徐梅校注，中国中医药出版社 2015 年 12 月出版的《目经大成》校注本；②李怀芝、郭君双、郑金生整理，人民卫生出版社 2006 年 9 月出版的《目经大成》整理本；③闽滩川黄庭镜笔乘，清嘉庆丁丑年达道堂刻本《目经大成》。本书是在笔者博士学位论文（成都中医药大学 2013 年博士学位论文《黄庭镜〈目经大成〉研究》）的基础上进一步挖掘整理而成的，在此次整理研究期间，笔者得到了博士研究生导师成都中医药大学和中浚研究员的悉心指导，在此对导师表示感谢！

在此，衷心感谢参考文献的作者及支持本项研究的各位同仁！

云南中医药大学 汪剑

2019 年 8 月

目录

黄庭镜

生平概述

　　黄庭镜，字燕台，号不尘子，福建建宁人，生于清康熙四十三年（1704），卒于乾隆三十九年（1774）之后。清代中期著名眼科医家，撰有中医眼科名著《目经大成》，对后世中医眼科发展影响深远。黄庭镜在眼科温补理论与证治、金针拨障术、眼科理法方药等方面，取得了杰出的学术成就。

一、时代背景

（一）清代考据学风

　　清朝是我国历史上最后一个封建帝制皇朝，其学术文化沿袭先代，又有自身鲜明的特点。清为少数民族满族所建立，清军入关后，为巩固其统治，加强了文化上和思想上对人民的控制。

　　清代前中期，统治者大兴文字狱，从康熙到雍正、乾隆年间，大的文字狱多达百起，造成当时很多文人不敢过问国家政事，思想被禁锢，不敢撰著有创见性的著作。不少学者由此转向了考据之学，把主要的学术精力放在了对古代文献典籍的整理上，重视小学的文字、概念、名实、义理的考据和训诂，以及版本、目录、校勘等功夫，而轻视哲学审思。清乾隆帝于此时又大力提倡"经学"，一些上层知识分子则以身为示范，倡导考据之学，以致于清乾隆、嘉庆时期，形成了著名的考据学派——乾嘉学派。乾嘉学派抛弃了宋明理学"理气心性"的抽象议论，采取了两汉"经学"儒生训诂考证的治学方法，重视考据，崇尚朴实的文风，忽略哲学的审思，在思想发展史上未有大的建树，但在学术考订研究方面却取得了较大的学术成就。乾嘉学派著名的代表人物，如惠栋、戴震、沈彤、段玉裁等人，皆遵循汉代经学，重视训诂、典章，或重视文字、音韵的研究，重视学问的实据，虽然往往脱离实际，但在考订真伪、整理文献方面的贡献却颇为丰厚。为了考订的证据充分而准确，清代考据学者的研究成果，广泛涉及天文、地理、历法、典章制度、医学、本草学、金石等各个学科，堪称"博物之学"。

清代统治者康熙、雍正、乾隆、嘉庆，在实行文字狱等文化高压政策的同时，也采取了一些文化上的怀柔手段，如重开科举考试，提倡理学。乾隆时期还组织学者编纂《四库全书》和缮写《永乐大典》，设立武英殿刻书等，以促成所谓的"康乾盛世"。这些措施，虽然大多数是为加强思想统治而服务的，但客观上也在一定程度促进了学术的繁荣。

在清代考据学派这一大的文化背景影响下，黄庭镜的医著《目经大成》也表现出了一定的时代特点，主要是重视考据的特点。

《目经大成》卷一为"医论"部分，其中的"运气正误""五行存疑"等篇，便颇有考据学的浓厚色彩。如"五行存疑"中，黄庭镜历考《内经》及赵献可之说，以物理、地理、经文、诗文为据，提出了"土亦生木""火亦生金"等观点。

卷二"病证"部分，考据的色彩则更为明显。黄庭镜对不少眼科病名、病机进行了考订，指出了《审视瑶函》《原机启微》的一些错误。如将"黄膜上冲"改为"黄液上冲"的考订。

又如，在"大小雷头风"中，对《难经》厥头痛、真头痛病名进行考订，提出"厥者，逆也；真者，无他杂也。面肿头重，按之不得，项先痛，腰脊为应耳。前后脉涌有热。此风寒伏手三阳，留而不去，壅逆作病，头为阳首，发为厥痛。若再传入脑户，则手足必寒，爪甲必青，死不治"。

又如，"胬肉攀睛"的病机，《原机启微》认为乃"奇经客热"，《审视瑶函》认为乃"肺实肝虚"。黄庭镜据《素问·缪刺论》的观点和该病发病部位、发病特点，批驳了《原机启微》《审视瑶函》的观点，考订本病病位在太阳小肠、少阴心与脾，病机为火炎土燥、水木不能制而祸罹于金，"虽在气轮，非肺经之自病也"。

又如，根据病机与证候特点，将"高风障"病名考订为"阴风障"，认为"《瑶函》名此证曰'高风障'，义不可解"。

黄庭镜《目经大成》对眼科病名、病机的考订，是该书的主要成就之一。这一成就，与清代重视考据之学的学术文化背景是息息相关的。黄庭镜出身儒门，自幼饱读经史，在清代考据学派的影响下，在中医眼科一门，对眼科的不少问题进行了考据，为中医眼科的发展做出了巨大的贡献。中医眼科病名、病机的考订，也只有在黄庭镜这样学术功底深厚、兼通经史、饱读医书、临证经验丰富的学者手中，才有可能完成。

（二）地方文化背景

黄庭镜幼年时博通经史，文化水平很高，直到后来成长为一名儒医，这与福建省建宁县当时的地方文化有着密切的联系。主要反映在当地文风、民风、医风对黄庭镜的影响。

1. 地方文风

据《建宁县志·风俗·蠹俗》记载，建宁县自南唐称县以来，至宋代治平、绍圣年间，文物衣冠，蔚然可观，到明代中叶以降，移染日甚。清代，建宁县重农兴学，清乾隆、嘉庆之时，"民勤力稼，劝学兴贤，渐近古处"。《建宁县志·风俗·习尚》也说建宁县"康、乾以来，士尚博学，家好藏书，风气所趋，彬彬日上"。这种崇学、好礼、藏书之风，一直延续到清代咸丰、同治之际，遭发匪（即太平天国）之乱后，方才"文物荡然"，以致"藏书者仅一二家而已"。黄庭镜生于清康熙年间，成长、学习及行医则在雍正、乾隆之时。当时的建宁县，正是文风鼎盛之时，家家有藏书之风，乡县有讲习之书院，这种文化之乡的氛围，为黄庭镜成长为一名知识文化水平较高、有良好文化素养的儒医，奠定了坚实的地方文化基础。

2. 地方民风

《建宁县志·风俗·纪载》对建宁县民风也有一定评述。其中说到建宁县民风"君子逊顺，小人犷暴，安于朴素，不事浮靡……土俗刚犷，易动难安，调驭有方，则怡然听命……尚志而力学，狙斗而喜胜……山多田少，人性犷直。营商者少，力稿者多。自邑闲三谢、俞、刘诸公出，而文风丕变，人皆知学，通经达古，衣冠文物，视昔为有加矣……"又说："其民殷，其俗奢，士多文雅，尚侈靡，而好使气。"当地的地方志，为我们描绘出一幅独特的地方民风风俗画卷——当地的普通老百姓性粗犷、直爽、刚烈，而当地的读书人则尚志而力学、通经而达古。这样的地方民风，对黄庭镜的成长给予了极大的影响。此方面的影响，从《目经大成》中便可清楚地看到。黄庭镜不仅在眼科医技上自成一家、超迈前代，其文采辞藻也为《目经大成》之前的眼科专著所不能比拟。对于《审视瑶函》《原机启微》中的一些错误或者是不同见解，以及当时社会上的一些丑恶现象，黄庭镜则是直言不讳、毫不掩饰，如学术上对《审视瑶函》进行了严厉的抨击，道德上对道德败坏者予以痛斥鞭挞，这也折射出黄庭镜犷直、刚烈的性格。

例如，黄庭镜在《目经大成·凡例》中，毫不隐晦地指出《审视瑶函》系"抄汇成书，疵弊多端"，其中的"时师症方串歌"则是"鄙俚不足道"。在"瞳神缩小"一症中，指出元·倪维德《原机启微》的错误，更讥讽沿袭《原机启微》的《审视瑶函》作者傅仁宇为"抄书奴"。在"暴风客热"中，指出《审视瑶函》以本病为轻症，不教人急治，是"意欲将医、病两家，皆勒令无目，可谓忍矣"。在论述"花翳白陷"之病机时，指出《审视瑶函》的错误见解犹如"睡中说梦话"。在《目经大成》"人情论""勿药元诀"等篇章中,对一些沽名钓誉者,及在"内障"篇针拨内障医案中,对一些品德低劣患者的强烈评判,也可谓毫不留情面。

后世学者在研究《目经大成》时,大都因此而指出黄庭镜性情偏激。但究其缘由,黄庭镜的这种偏激性格与其坎坷的成长经历(科考落第,加之慈父去世),以及当地粗犷、直爽、刚烈的民风是密不可分的。如此,也才形成了黄庭镜直言不讳、嫉恶如仇的性格。

3. 地方医风

福建建宁当地浓厚的医学风气、深厚的医学底蕴,也对黄庭镜在医学上的成长影响颇深。

福建自汉唐以降,因衣冠南渡,汉文化徙入八闽,道教、理学、医学皆一时为盛,名医辈出。如三国时期之董奉,为福建侯官(今福建长乐)人,与张仲景、华佗并称"建安三神医",有"董仙"之称,后世"杏林"典故便源自董奉。

宋代又有吴夲、苏颂、蔡元定、杨士瀛等名家。

吴夲为同安白礁乡(今福建龙海)人,著有《吴夲本草》,医术高超,宋仁宗时曾治愈皇后疾。吴夲去世后,福建、台湾一带多立庙供奉,尊吴夲为"保生大帝""神医大道公""吴真人",吴夲成为福建、台湾地区最有影响力的"医神"。

苏颂则为北宋本草学家,泉州南安葫芦山(今福建同安)人,仁宗嘉祐二年(1057),与掌禹锡、林亿等以《开宝重订本草》为基础,编撰《嘉祐补注神农本草经》(简称《嘉祐本草》),嘉祐六年又辑成《本草图经》。

蔡元定,字季通,后世学者称为西山先生、蔡西山,南宋著名理学家、医学家,为理学宗师朱熹弟子,福建建阳(今福建建阳)人,朱熹"理学功臣",人誉之"朱门领袖"。蔡元定不仅为朱熹理学主要创建人之一,更通晓医理,著有《脉经》(即《蔡西山脉经》)等医学著作,为后世《濒湖脉学》《脉诀汇辨》等脉学著作所引用。

杨士瀛，字登父，号仁斋，南宋著名医家，怀安人（今福建福州），著有医学著作多种，如《伤寒类书活人总括》《仁斋直指方论》《医脉真经》《仁斋小儿方论》《察脉总括》等。

明清时，福建著名医家则有熊宗立、陈念祖等。

熊宗立，名均，字道轩，别号勿听子，福建建阳人，著有医著二十多种，如《勿听子俗解八十一难经》《伤寒运气全书》《名方类证医书大全》等，在当时影响极大，且流传到日本。

陈念祖，字修园，福建长乐人，为清代乾隆嘉庆时期的福建名医，略晚于黄庭镜，著有医书十多种，名震海内，传及海外，对后世影响深远。

除名医之外，福建闽侯在清代又有学者陈梦雷，其编纂有《古今图书集成》，其中的《医部全录》对中医学的发展贡献颇大。

黄庭镜故里福建建宁亦出过不少名医。考《建宁县志·方技》，除黄庭镜外，建宁名医尚有范良仲、徐中安、范奇权、何觐光、林贵远、应昌德、陈邦典、徐显纶、陈民瞻、姜志林等。

如建宁名医范良仲，于元末弃儒业医。洪武四年，范良仲游京城南京，与明代大学者宋濂交好，时宫嫔患病，宋濂推荐范良仲诊治，范良仲手到病除，被钦授南京太医院提举司。后辞职归里，京城官员、名流皆作诗赋以送之。

徐中安精岐黄之术，能于两年前决人生死，又精外科。当时有病人患疮疡几不起，徐中安以金灯照眼方，用药线燃灯令病者注视，病者阅三日而痂脱。

其余建宁医家，何觐光著有《急救奇方》《内伤砭盲》，应昌德著有《麻科要诀》《医学》，陈民瞻著有《种痘秘要》等。

建宁县位于福建、江西两省交界处，故福建建宁与江西南昌、抚州、上饶一带多有学术交流。福建、江西两省医学也互有往来，如黄庭镜弟子邓学礼即为江西南城人。江西医学亦为鼎盛，人才辈出，如南宋名医陈自明，元代名医危亦林，明代名医龚廷贤、李梴、龚居中，清代名医黄宫绣、谢映庐等，江西医学对福建建宁也有一定影响。

如上所述，福建及毗邻福建建宁的江西南昌、抚州、上饶一带，历代皆名医辈出，有良好的医学氛围与文化氛围。这种浓厚的地方医学氛围，为黄庭镜抛弃儒学之后，转而从事医学，提供了可能性。黄庭镜兄黄子裘，为《目经大成》写序时，描述了黄庭镜青年习医的过程。记述黄庭镜废弃儒业后，放浪形骸，每花辰月夕，与二三知己，或扁舟，或名园，啸傲山水之间，其后病忽瘳，遂以儒易医。从黄子裘描述的此段黄庭镜以儒易医的过程来说，黄庭镜应是通过多与当地民间医生交往学习，并博览医书，而医术乃成。所以，黄庭镜的医学成就，离不开当地底蕴深厚的医学环境与人文环境。

二、生平纪略

黄庭镜，字燕台，号不尘子（取"目如明镜，镜不染尘"之义），据《建宁县志》记载，又名黄必昌，福建瀍川（今福建建宁）人。生于清康熙四十三年（1704）。卒年不详，当在乾隆三十九年（1774）之后。

（一）生年考证

关于黄庭镜的生年，有学者定为1703年（如《中医人物词典》），也有学者定为1704年（如高氏编著的《金针拨障术大师黄庭镜》和中医古籍出版社出版的《目经大成》整理本、人民卫生出版社出版的《目经大成》整理本）。笔者经查考《目经大成》原文发现，《目经大成》有《甲午中秋后一日书事》小序一篇，序中黄庭镜自述习医经历说："岁己酉，余年二十六，得是术于江夏。"此句可作为考证黄庭镜生年的线索。该句中"岁己酉",当指清雍正己酉年,即雍正七年(1729),时黄庭镜年二十六,而古人自称的岁数大多指虚岁,因此这里当是指二十六虚岁,即二十五周岁。黄庭镜生年,由此可推为1704年,即清康熙四十三年。《中医人物词典》"黄庭镜生年为1703年"的说法,是根据周岁推得,故有误。黄庭镜的卒年则难以考证,然同样可依据《目经大成》中《甲午中秋后一日书事》一文,即可明确其卒年大致范围。此文写于乾隆甲午岁,即乾隆三十九年(1774年),因此黄庭镜卒年当在1774年之后,也就是说黄庭镜寿数应在七十岁以上。

(二)里籍考证

关于黄庭镜里籍的问题,大多数研究者皆根据《目经大成》序文与正文中"濉川""卢汀""濉水"等字句依样画葫芦,而对于"濉川""卢汀""濉水"究竟为现在福建何地,彼此之间有何关系,多数研究者并未深究,有必要进一步考证后予以厘清。

1. 濉川说

首先,关于"濉川""濉水"。黄庭镜在《目经大成·自序》中,署有"濉川不尘子黄庭镜自序"。魏定国为《目经大成》作序时也说:"黄庭镜,濉水一寒儒耳。"另《目经大成》刊行时,书前有《校刊目经大成序》,序中也说:"闽中濉水族兄庭镜手著《目经大成》。"据此可知,黄庭镜当为福建濉川人。然濉川在福建何地,不少学者不甚知之。

《上海中医药杂志》1982年第9期,载有《清代中医眼科学家黄庭镜的学术思想》一文,认为黄庭镜为福建建瓯人。中医古籍出版社于1987年出版的由卢丙辰、张邓民所点校的《目经大成》前言中,介绍黄庭镜时说:"黄庭镜(1704年—?),自号不尘子,清之闽中濉川人。"对濉川这一地名言之不详。1989年出版的《金针拨障术大师黄庭镜》一书说:"黄庭镜生于福建闽中地区,位于绥江(亦称浈溪、濉江)之卢汀",也未言及濉川为何地。1988年，福建科学技术出版社出版的《闽台医林人物志》，在"黄庭镜"
条中引《福建通志》《中医大辞典·医史文献分册》《福建历代医著简辑》
说："黄庭镜，名燕台，建瓯人。清代眼科学家。乾、嘉时人。于嘉庆九年
（1804）写成《目经大成》六卷。"此条则将黄庭镜的名、字、里籍、生卒
年，乃至《目经大成》的成书年代、卷数等，完全弄错。燕台应是黄庭镜
的字。上文已谈到，黄庭镜应是清康熙、雍正、乾隆时人。《目经大成》成
书于乾隆年间，而该书的初刊年，包括邓学礼之前盗刻的《目科正宗》的
初刊年，距黄庭镜的卒年都有一段时间，故不当因《目经大成》刊行于嘉
庆年间，便把黄氏定为乾隆、嘉庆时人。至于说黄庭镜是建瓯人，则更为
不当。

　　《文献》杂志在1991年第2期，刊出了官桂诠题为"《目经大成》作者
黄庭镜哪里人"的一篇短文，对滁川这一地名作出了考证，纠正了《闽台
医林人物志》的错误。官桂诠指出，滁川为今福建建宁的别称，滁川又称
滁溪、滁水、绥溪。官桂诠的见解，近年来得到大多数学者的肯定。人民
卫生出版社于2006年整理出版的《目经大成》，以及福建中医学院（现为
福建中医药大学）2008年硕士学位论文《黄庭镜〈目经大成〉眼科学术成
就研究》等文，都沿袭了官桂诠的观点，但未作进一步考证。

　　笔者查考了民国八年（1919）修纂的《建宁县志》，该书卷二《山川》
中说："邑治之前曰绥溪，亦曰滁溪。绥，滁，音同也。"卷三《公署》又
说："县署旧在凤山之东，滁川之北。"县有滁溪书院、滁川书院，前者建
于明正德年间，后者建于清乾隆年间。《建宁县志》卷六《学校》说："书
院五。一在县西积善坊者，曰'滁溪书院'。正德间，令周必复毁五显庙改
建……一在北门拱辰坊，曰'滁川书院'。乾隆间，邑令韩琮、邑绅徐时作
等创建。"可见，滁川完全可视为福建建宁的别称。对于眼科医家黄庭镜，
民国八年（1919）版《建宁县志》中也有记载，该书卷十八《方技》载：

"黄必昌，字燕台。庐田人。弃儒习医，著有《眼科大成》问世。"此条中"字燕台""弃儒行医""著有《眼科大成》"等说法，皆能说明此处说的黄必昌就是黄庭镜无疑。因此，据《建宁县志》可知，《目经大成》作者黄庭镜应当为福建省建宁县庐田人，黄庭镜又名黄必昌，《目经大成》又名《眼科大成》。

另，《目经大成》正文中有一段医案，实际上也可证实黄庭镜为福建建宁人，常为学者所忽略。《目经大成》卷之二下"五风变"有一段医案说："邵武吴见智，起家刑书。年五旬只六令一子，患伤寒眼。并非疳痘大病，为城中诸生药医，药治至双盲。时余在将乐朱宅，吴亲往求视。睛已凸，但翳尚浮嫩，可刀药平施。俟睡熟，试略铲剔，果零星碎下几星，如芦膜。执烛攀睑者，咸惊喜以为有治。放宽心调理至四十余日，能知五色，见人影。居无何，有光泽人字松圃者踵门自荐，吴呼儿出，审视良久。哂曰：是疾翳我为政，只十二日明矣。黄某号作家，奏效顾如此其难耶。今来无别，实不欲建宁人浪得虚名，而财难世界，为先生一惜其重费也。吴奇其言，扫内厅下榻。余闻辞往建阳，渠亦不留。嗣是，日索银市药，吴悔夏招余……"案中，"光泽人字松圃者"攻击黄庭镜时，提到"实不欲建宁人浪得虚名"，已明确指出了黄庭镜为建宁人。

黄庭镜为建宁县人，在《目经大成》中还有不少建宁县本地地名或周边地名可作为佐证线索，主要集中在《目经大成》的医案中，也就是说黄庭镜所诊治的病人的里籍，都有侧面证明的考据意义。《目经大成》医案中的这些地名，有不少能在《建宁县志》中查到。

先以《目经大成》病案中建宁县内各乡村地名为例：

①《目经大成》卷之二下"内障"医案："陈岭陆瞎子，形瘦小如老猿，……"《建宁县志》卷一《疆域》有载："武调保，离城二十里，为村二十二。"其下即录有"陈岭"村名。此即今日福建省建宁县黄坊乡陈

岭村。

②《目经大成》卷之二下"内障"医案："西城薛伯恭之子二乞，亦生而双瞽，家人不知也……"《建宁县志》载："安寅保，离城三十里，为村三十一。"其下录有"西城坊"村名。

③《目经大成》卷之二下"内障"医案："上盘江子万，石匠生理。一日厂中凿碑，石节弹左目，既眇……"《建宁县志》："蓝田保，离城三十里，为村四十三。"其下录有"下盘"村名。《建宁县志》卷二《山川》中也记载建宁芦田村与蓝田保交界处有盘岭，悬崖峭壁，深涧数十丈，岭下迤逦盘曲，有上盘、中盘、下盘三处地名。《建宁县志·北乡舆图》地图中，"卢田坊""上盘""中盘""下盘"等村名也清晰可辨。

④《目经大成》卷之二下"五风障"医案："横村童氏子某，友人包赓且婿也……"《建宁县志》安寅保下即有"横坊"一村。

次以《目经大成》病案中两例建宁县周边地名为例：

①《目经大成》卷之二下"内障"医案："邵武罗东山，攒典罗英扶子也，年三十，赤贫。"邵武即今福建省邵武市，为福建古八府（八闽）之一，在建宁县东北八十多公里处。明清时，建宁县隶属邵武府管辖。除本案以外，"五风变"医案中提到的吴起智亦是邵武人。

②《目经大成》卷之二下"内障"医案："广昌瞽者唐三流丐于同里余宅。予瞥见曰：此可针而愈也。"广昌即今日江西省广昌县，与福建省建宁县接壤，在建宁县西五十公里处。

除外，《目经大成》还多次提到建宁县周边的江西省南丰县、福建省泰宁县、福建省建阳县（今建阳市）、福建省光泽县等地。

可见，黄庭镜行医地域主要在建宁县与建宁县周边地区，而且黄庭镜对建宁县本地的地名非常熟悉，详细到建宁县的古村落名。《目经大成》中，黄庭镜介绍他人里籍时，对于建宁县本地人，一般都详细到村坊；非建宁人的，一般只记载到县邑。这很明确地反映出黄庭镜就是建宁县人，黄庭镜所说的"滩川"即是福建建宁县。今据福建省三明市建宁县有滩溪河流经县域，县政府驻地为滩溪镇，清时建有滩川书院的事实，以及《建宁县志》和上述《目经大成》医案的记载，可确切地认定黄庭镜是福建建宁县人。

2. 卢汀说

然黄庭镜里籍，尚有另一问题，那便是关于"卢汀"。

《目经大成》中，卷二、卷三前皆有小序，都署名"卢汀不尘子漫题"。邓学礼《目科正宗》"序"中谈到黄庭镜，又言黄氏为"闽芦汀黄燕台"。《目经大成》卷之二上"眦帏赤烂"正文中说："黄子散步芦汀……"

故不少学者又直接以黄庭镜为卢汀人。如高健生所著的《金针拨障术大师黄庭镜》一书说："黄庭镜生于福建闽中地区位于绥江（亦称浽溪、滩江）之卢汀。"李怀芝等整理的《目经大成·导读》中说："作者黄庭镜（1704—？），字燕台（一作燕石），号不尘子，滩川（或署为"卢汀"，今福建建宁）人。"福建中医学院 2008 年硕士学位论文《黄庭镜〈目经大成〉眼科学术成就研究》也基本沿袭了李氏的说法——"黄庭镜（1704—？），字燕台（一作燕石），自号不尘子，清代闽中滩川（或署'卢汀'，今福建建宁）人。"《中国中医基础医学杂志》2011 年第 8 期《〈目经大成〉举要》一文更进一步说："黄庭镜（1704—？），字燕台，号不尘子，滩川（又作滩水或卢汀，今福建建宁）人。"实际把卢汀与滩川、滩水、建宁等同为一个地方。《金针拨障术大师黄庭镜》一书关于"黄庭镜生于福建闽中地区位于绥江（亦称绥溪、滩江）之卢汀"的记载只说卢汀是绥江之下的一个地名，但未指出滩川、卢汀究竟为何地，也未说清楚卢汀与滩川两地是什么关系。卢汀是一个地名应该无误，但部分学者将"卢汀"与"滩水""滩川""建宁县"含混地等同并提，是不恰当的。

那么"卢汀"究竟是何地方？以上学者未进一步深究。要了解卢汀这一地名，可以上文所引的民国《建宁县志》为线索。正如上文所引，该书卷十八《方技》指出："黄必昌，字燕台，庐田人。弃儒习医，著有《眼科大成》问世。"明确指出了黄庭镜故乡在建宁庐田。今福建省建宁县里心镇有村名芦田村，在建宁县城西北二十公里，即是《建宁县志》中所说的庐田。笔者查考了民国《建宁县志》中关于"庐田"的记载，发现书中又将"庐田"写作"芦田"，或作"卢田"，或作"卢田坊"。《建宁县志》卷一《疆域》中载有建宁"四乡各保村名"，其中"安吉保，离城四十里，为村三十五"，三十五村中即有"卢田"一村。卷二《山川》中则载："盘岭，在芦田、蓝田交界山岭上，即峰门嵊。悬崖峭壁，深涧数十丈。岭下迤逦盘曲，有上盘、中盘、下盘之名。"又将"芦田""庐田"写作"卢田"。再查《建宁县志》书首地图《北乡舆图》，图中清晰地标注有"卢田坊"一地，"卢田坊"与"蓝田保"之间正是"上盘""中盘""下盘"（《目经大成》卷二"内障"医案中，病家江子万即为上盘人），"卢田坊"村有河流流经。

笔者同时还查考了黄氏族谱，也得到了一些关于"卢汀"这一地名的线索。建宁县有《芦田黄氏族谱》。《芦田黄氏族谱》创修于北宋端拱元年（988），后又于南宋乾道四年（1168）二修，明永乐元年（1403）三修，明万历二十二年（1594）四修，清康熙五十年（1711）五修，乾隆三十六年（1771）六修，嘉庆四年（1799）七修，道光八年（1828）八修，道光二十九年（1849）九修，光绪四年（1878）十修，宣统二年（1910）十一修，民国三十七年（1948）十二修。1992年，黄庭镜后裔在江西上饶与其他支系合作将《芦田黄氏族谱》进行了十三修。

黄赞强、黄雄所著的《江夏黄研究》，则载有黄姓历史名人，其中浓墨重彩地记载了福建邵武黄峭山家族。黄峭山，名峭，号峭山，唐末五代时人，生于福建邵武和平乡和平里，唐末时获封千户侯，曾辅佐晋王李克用平定叛军，后朱温篡帝，黄峭山乃辞官解甲归田。黄峭山生有二十一子，其中第十一子为"卢公"。《江夏黄研究》说："卢公，峭山十一子，字维枢，名伟绩，生于后梁末帝贞明五年（919）己卯七月初九日子时，排行十五，居泰宁卢田安吉坊。""卢田"也就是今福建省建宁县里心镇芦田村，《建宁县志》中的"芦田""庐田"皆是此地。其后，"卢田"一地便成为黄姓的重要聚居地，今福建邵武、建宁一带黄姓多追认黄峭山及其十一子"卢田公"黄维枢为先祖，乃有《芦田黄氏族谱》流传。这也是黄庭镜家族与江西上饶、南丰等地的黄姓联系紧密，且黄庭镜之孙黄璧峰在嘉庆年间刊刻《目经大成》时，为何请"上饶族祖香泉"作《校刊目经大成序》的原因所在。黄庭镜当为世居建宁芦田村的黄姓人，其为黄氏族谱中所说的黄峭山、卢田公黄维枢的后世子孙亦是较为明确的。

《目经大成》中尚有一段文字，也可为"卢汀"这一地名考证提供线索。即卷之二上"眦帏赤烂"开篇所说："黄子散步芦汀，有客于林皋小立，两目频眨……"此段文字可说明"芦汀"（即卢汀）是一个地方，而且这一地方并不大，最多不会超过一个县邑的范围，否则黄庭镜就不可能"散步"了。因此，"卢汀"应该是建宁县下的一个小地名。再有，黄庭镜既然在书中小序中署名"卢汀不尘子"，那便又说明了"卢汀"只可能是黄庭镜的故里。经此分析，黄庭镜是建宁人，"卢汀"又是县以下的一个小地方，那么建宁县境内能够与"卢汀"密切对应的就只可能是"芦田村"了。"汀"意为水边的平地。上文已说到，根据《建宁县志》地图"北乡舆图"，芦田村有河流流经，把卢汀（芦汀）视为芦田村，是完全可行的。

概而言之，卢汀应该就是芦田村。芦田村，民国时属安吉保，今属建宁县里心镇，为福建黄姓的重要发源地和聚居地，故黄庭镜以"卢汀不尘子"自称。黄庭镜应为今福建省三明市建宁县里心镇芦田村人。

三、从医经历

　　黄庭镜出生于书香门第，攻读经史，以儒为业。其幼时颖敏过人，器宇轩昂气质脱俗，人誉之"轩轩霞举"。黄庭镜自幼深受其父喜爱，耳提面命，寝处与俱，逐事提训，一一理会，悉心加以指点。及长则研习古文经史学问，乃父因沉溺于酒，遂将应酬笔墨皆交付给年幼的黄庭镜。黄父以此认为，黄庭镜能继承其志向，遂对其期望更厚，希望其能参加科举考试，走科举为官的道路。然而此后，青年黄庭镜参加科举考试，却遭遇失败。不久，黄父又因病辞世。黄庭镜科考受挫，又遭逢慈父病故，双重打击，以致悲伤过度、哀毁于情，而损其双目，罹患目疾。由此，黄庭镜乃放弃科举，放浪形骸，淡泊名利，悠游山水，每于花辰月夕，与二三知己，或扁舟，或名园，或溪桥山寺，携酒具、茶具、文具、丝竹乐器，啸傲其间。常常弃家远游，连家人也莫测其所往。

　　黄庭镜已放弃科举，又身患目疾，于是渐渐对医学产生了浓厚的兴趣。黄庭镜二十多岁时，忆先儒之言"虚度岁月，无恩泽及人，直造化中赘物"，顿时恍然大悟，对数年间放浪形骸的行为深为自悔。后乃广泛购求医书，苦读习医，尤其是在眼科方面，学力尤勤，期以救己度人、修德补过。经过几年的学习，黄庭镜医术有成，医技上甚至超过了当地一些有名望的老医生。但是，在内障、头风等病的治疗上，尤其是眼科针砭之术，黄庭镜自感尚未取得大的突破。据黄庭镜自述，一次，有人告诉他有个名叫培风山人的隐者善治眼科内障等病，愿意为他引见。黄庭镜恳切请求，终得见培风山人，拜于其门下，虚心求教。培风山人亦毫不隐瞒，将其眼科心法要诀尽数传予黄庭镜，黄庭镜由此习得金针拨障术等眼科内障诊治之法。

　　黄庭镜以眼科为业，其在一生的行医过程中，医德高尚，为人正直，嫉恶如仇，且"不爱钱"。时名士大儒魏定国（字步于，号"慎斋"，康熙时进士，曾获乾隆恩赐"耆年清望"匾额，并被敕封为"天官一品"）曾为《目经大成》作序，序中提及黄庭镜为潍水一寒儒，家中有二十余口人要养活，本以为黄庭镜应该以钱为性命，但观其行事作风及所著的《目经大成》，却大有廉洁奉公的良吏风范，因此对黄庭镜"不爱钱"的高尚品格深为赞赏。魏定国认为，"临民不爱钱，能为循吏；视疾不爱钱，能为良医"。黄庭镜正是这种"不爱钱"的良医。魏定国不仅欣然为《目经大成》作序，还大书"八闽高士"四字以赠黄庭镜。由此可见黄庭镜的为人品格。

黄庭镜为清代中期雍正、乾隆时期的著名眼科医家，著有眼科医著《目经大成》3卷，其中每卷又分上、下，另有卷首"形图"1卷，故合计共4卷。《目经大成》向来与《秘传眼科龙木论》《银海精微》《审视瑶函》等眼科名著并称，堪称中医眼科四大经典之一，对后世中医眼科有着深远的影响。

《目经大成》全书近二十万字，是古代篇幅最长、内容最丰富的一部眼科学专著。该书不仅继承了清代以前《秘传眼科龙木论》《原机启微》《银海精微》《审视瑶函》等眼科学专著的内容，还引入了历代各家学说，将李东垣、朱丹溪、张介宾、李中梓等一些名家学术思想与眼科专科理论相结合。黄庭镜师古而不泥古，虽然继承前代中医眼科，但是又能去粗存精、扬长避短。《目经大成·凡例》中说："眼科古无善本，名家亦绝少发挥。行世者，惟《龙木论》《七十二症》《良方》《银海精微》诸俗刻。《原机启微》仅通，然太容易。《审视瑶函》系抄汇成书，疵弊多端。至时师症方串歌，尤鄙俚不足道也。"可见黄庭镜敢于批评前人的不足，纠正前代医书中的错误。如"黄液上冲"之症，在黄庭镜之前本名"黄膜上冲"，包括《审视瑶函》均将其命名为"黄膜上冲"。黄庭镜经过临床实践观察，认为上冲者是"液"而非"膜"，故将此症名称订正为"黄液上冲"，使其更加符合临床实际。

黄庭镜还是中医眼科中少见的重视温补扶阳的医家，在眼科临证诊治中，重视顾护脾胃与阳气，反对治疗眼病时滥用寒凉，驳斥俗医执定"目不因火则不病"，且不加辨证的固定思维。其能够超迈前人，不落窠臼，对于当时眼科医界陋习，敢于针砭时弊。尤其是，对时医抱定"目不因火则不病"的教条而滥用寒凉降火的现象，予以当头棒喝。如《目经大成·制药用药论》说："今之庸医，但见目病，即作火治。或难之，谬引非热不发、非寒不止之说为据，讵知本科有许多阴惫阳衰、假热假寒，当用甘温滋养之属，曷可独言是火而概施寒剂也？"故其倡导张介宾、赵献可诸家温补之说，在眼科温热治法一途独树一帜，成为中医眼科温补派的第一家，堪称中医眼科扶阳流派的代表人物。

黄庭镜有着高超的眼科临证水平。在内治方药方面，《目经大成》收录了眼科常用方剂两百多首，仿张景岳"新方八阵""古方八阵"，以补、和、寒、热、攻、散、固、因进行归类，并一一加以注解，注解中不乏真知灼见。在外治方面，黄庭镜将平生收集与创制的眼科外用经验方药加以总结。黄庭镜还擅长眼科手术，不仅能运用眼科钩割劀烙等术式，更是精通古代罕有人掌握的金针拨障术。其在《目经大成》中，将这一手术方法与技巧总结为"针拨八法"。在治疗白内障方面，《目经大成》代表了古代眼科最高水平。

黄庭镜

著作简介

一、《目经大成》成书与刊刻 🕊

黄庭镜医术既高，游艺江湖，又得眼科秘技，于是声名鹊起，但他喜好交游，挥霍钱财，家用为之不继。在34岁之时（1737年），他经兄长规劝，改弦易张，外出经商行医，自豫而吴，五载方才归家。在这段时间里，黄庭镜于乾隆六年（1741）春雨洽旬之季，检所笔乘症治，分汇成卷，撰著了眼科名著《目经大成》初稿，将其眼科心得尽数辑录其间。其后曾多次修改增删，经过三十余年，最终于乾隆三十九年（1774）定稿成书为《目经大成》。

《目经大成》的主体内容分为3卷，另有卷首1卷。卷首为"形图"，乃各种图式，包括脏腑表里三阳三阴轮廓贯通、五运之图、六气之图、五轮主属形图、五轮定位形图、八廓定位形图、八廓分属形图、开导前面针穴图、开导背面针穴图、太极阴阳动静致病图、针割钩烙图式、针割钩烙用法等。正文则分为3卷，各卷又分为上下卷。卷之一为医论部分，包括五轮、八廓、脏腑、经络、五行、血气、水火、六淫、七情、诊断、治法等医论及眼科外治方剂20首，阐发了作者在中医基础理论，尤其是中医眼科学基础理论方面的见解。卷之二为证治部分，包括眼科十二病因、眼科八十一证，以及八种似因非症的病因病机、临床证治。卷之三为方剂部分，收录了眼科常用内治方228首，并仿张景岳《景岳全书》"新方八阵""古方八阵"分为补、和、寒、热、攻、散、固、因八阵及外治类方，还对收录的方剂进行了主治、方义的解析。

　　《目经大成》于乾隆三十九年（1774 年）定稿后，并未立即刊行，而是用于授子课徒。黄庭镜去世后，弟子邓学礼"盗刻"《目经大成》，将《目经大成》改换书名为《目科正宗》，并删除凡例，改易移植篇章，署上自己的名字，于嘉庆十年（1805）刊刻为《目科正宗》。后黄庭镜之孙黄璧峰，见邓氏行"齐丘盗书"之事，遂出家藏旧本，加以校订，于嘉庆二十二年（1817）至嘉庆二十三年（1818），将《目经大成》由达道堂刊刻行世。

二、《目经大成》的学术特点

　　中医眼科自晋唐时期发展成为独立专科以来，历代名著辈出。如唐代的《龙树眼论》（已佚），宋元时期的《秘传眼科龙木论》，元·倪维德的《原机启微》，明代前中期的《银海精微》，明代后期的《证治准绳·目》，明末清初傅仁宇以《原机启微》和《证治准绳·目》为蓝本编纂的《审视瑶函》。这些眼科医书，在民间流传甚广，历来为眼科医师所沿袭师法，师徒相授。

　　黄庭镜在眼科一途，经验既丰，又多创见，所以对这些前代眼科著作多不以为然，甚至对坊间流行最广的《审视瑶函》的评论更是言辞激烈。黄庭镜说："眼科古无善本，名家亦绝少发挥。行世者，惟《龙木论》《七十二症》《良方》《银海精微》诸俗刻。《原机启微》仅通，然太容易。《审视瑶函》系抄汇成书，疵弊多端。"还进一步批评眼科名著傅仁宇的《审视瑶函》说："傅氏《瑶函》，眼科之能事毕矣。然其人晓医而昧儒，亦恨事也。谨阅所列证治，除依古抄来，了无折衷外，有理近而文法重复，牵强不达病情。有句妥而病药凿圆枘方，钮锯不入。有必须刀针，全不道及，支离汤散，说了又说。有既知无治，业已名言，一症一方，饾饤分俵。

有自相矛盾，有不相符合，有当言故讷、当详偏略，种种疵弊，指不胜屈。"将《审视瑶函》批驳得体无完肤。

这样一来，前代流传最广的各眼科名著几乎都被黄庭镜批了个遍。这也成了后世学者对黄庭镜颇有微辞的原因，学者大都认为黄庭镜太过狂傲。但是这一情况须分两面看待，黄庭镜之所以敢于大胆批驳前贤，毕竟还是有其底气的。首先，黄庭镜出身儒门世家，是一位儒医，其《目经大成》文采华丽，超过《审视瑶函》诸书，自不必言。正如其门徒童德教所评价："文词隽爽，老妪能解。"更难得的是，黄庭镜在中医眼科基础理论上研究甚为深入，将元代朱丹溪学说、明代张景岳等温补学说引入了眼科专科范畴，倡导儒医太极、命门、相火之说。其次，黄庭镜在眼科金针拨障术方面也有杰出贡献。其对金针拨障术的手术方法、宜忌、术后调护的记载，远比前代眼科专著详细。

黄庭镜在眼科病名诊断上也有一定贡献。如"黄液上冲"一症，在黄庭镜之前本名"黄膜上冲"，包括《审视瑶函》均将其命名为"黄膜上冲"。黄庭镜经过临床实践观察，认为上冲者是"液"非"膜"，将本症病名订正为"黄液上冲"。他说："是症诸书皆曰黄膜上冲，傅氏本专家，所辑眼科曰《瑶函》，曰《大全》，似无出其右者，曷亦相因称膜。不尘特正之曰液。盖液类浆水，比喻恰切，膜系皮属，凡薄而嫩、厚而韧、不动紧着者皆是，讵能上冲！看牛肚膜、猪膏膜可晓。明明浆汁之物，混沌名症，岂字典、字通、字汇俱未谋面耶？"这是符合临床实际的。不过，《审视瑶函》"黄膜上冲"之病症名称，是沿用了《秘传眼科龙木论》的病症命名，但在论述本病病机时，《审视瑶函》已经谈到其属"膏火蒸作脓"，实际上已认识到本病"是液非膜"，故黄庭镜全盘否定《审视瑶函》，也不恰当。

另外，黄庭镜对一些眼科病症的命名和订正，也不见得恰当。黄庭镜文化水平较高，撰著医书亦喜欢展示文采，于是对一些病症的命名也"文采斐然"，以致于在很多情况下到了矫枉过正的地步。如将病症命名为"春水扬波""长虹贯日""彩云捧日""火天夺日""流金凌木""冰壶秋月""虚潭呈月""剑横秋水"，文采美则美矣，但令后世学者有些摸不着头脑，不知这些病症所谓何病。

三、《目科正宗》与《目经大成》的关系

《目科正宗》为黄庭镜弟子邓学礼著辑。邓学礼，字赞夫，因撰著有《目科正宗》而为后世熟知。邓学礼曾拜在黄庭镜门下习医，黄庭镜见其聪敏好学，遂细心指导其研习眼科，并将自己所撰著的尚未刊刻的《目经大成》交予了邓学礼，作为眼科学习教材，邓学礼由此获得了黄庭镜《目经大成》一书。

邓学礼学成后，行医于江西、江淮、闽粤、荆襄之间。后黄庭镜去世，《目经大成》仍未刊行。邓学礼至晚年感叹"师所授书（指《目经大成》），日以敝；所口授者，又年衰不能尽记"，《目经大成》在黄庭镜去世后又一直未刊行，乃"大惧师传之失也"。后邓学礼在郡县名流王选亭先生的支持之下，整理乃师黄庭镜所授《目经大成》，改名为《目科正宗》刊行于世。《目科正宗》在清代后期影响甚大，为中医眼科名著。

但甚为不妥的是，《目科正宗》刊行后，封面竟然冠以"南城邓赞夫著辑""邓氏藏板"的名义，徒增冒名盗刻之罪，以此招致非议，成为《目科正宗》一书的污点。后黄庭镜之孙黄璧峰见到《目科正宗》刊行本，发现邓学礼冒名刊刻《目经大成》，愤怒地指责邓学礼冒名、窜易等罪状，遂多方奔走，将黄庭镜《目经大成》原本刊行于世。

笔者将《目科正宗》与《目经大成》两书进行了比对，藉此以了解两书的大致差异。通过比对，《目科正宗》与《目经大成》除序文、跋文、凡

例的差异外，正文的差异主要有如下几点。

第一，《目科正宗》比《目经大成》缺了几个篇章，包括《目经大成》卷之一上的"内景图说""十二经经络贯通血气并手厥阴手少阳改错""运气正误""五行存疑"与卷之一下的"诊不专主寸关尺议""贤不荐医辨""信巫不信医论""人情论""勿药元诀"。高健生的《金针拨障术大师黄庭镜》，指出《目科正宗》还缺"证治语略"，此部分内容实际不缺，而是被移至《目科正宗》卷四之末。

第二，《目经大成》卷首"形图"第一图，为"脏腑表里三阳三阴轮廓贯通"。此图"三阳三阴"的排序为太阳、阳明、少阳、太阴、少阴、厥阴，图末一行为"命门膻中立辨于后"；而《目科正宗》卷首"形图"第一图，为"脏腑表里三阴三阳轮廓贯通"，此图"三阴三阳"的排序为少阴、太阴、厥阴、少阳、太阳、阳明，图末一行为"三焦与心包络为表里"。两图有明显差异。

第三，《目经大成》卷首"形图"最后为"针割钩烙图式"与"针割钩烙用法"，图绘了眼科手术器械七种，七种器械分别是金针、刀、铲、钩、烙、三棱针、夹，并简述了这七种器械的适应证。《目科正宗》卷首"形图"最后为"夹灸针刀钩烙全具形图"，图绘了竹夹、眉刀、月斧、银钩、火烙、银针、金针、三棱、钩镰、毫针等十种眼科手术器械，比《目经大成》多银针、钩镰、毫针三种，月斧与《目经大成》铲的形式相近。《目科正宗》未述十种器械的适应证。

第四，《目科正宗》与《目经大成》的篇章次序互为颠倒。具体如下。

《目经大成》卷之一上的"点服之药用须适宜说""制药用药论"位于全书的前部；而在《目科正宗》中，两篇位于该书的卷末。

《目经大成》卷之一上最后一篇为"五行邪正致病暨虚实传染统论"；而《目科正宗》此篇放于卷一的第一篇，且题作"五行邪正致病暨虚实传併统论"。

《目经大成》卷之一下的"增易景岳补和攻散寒热固因八阵小引"一篇作为医论放于全书的前部分(《目经大成》达道堂刻本、两仪堂刻本均如此);而该篇在《目科正宗》中,则放于该书后半部分卷九的开头,作为后半部分方药九卷的开篇小引。

《目经大成》卷之一下的"证治语略",在《目科正宗》被置于卷四"十二因"之末。

《目经大成》卷之二下"内障"一篇中,附有针拨内障的内容,而这部分内容,在《目科正宗》中被置于前部分卷二之中,另成一篇,题作"内障针法",且无《目经大成》中关于行针前进行祈祷的内容。

《目经大成》卷之二上"胬肉攀睛"篇中有"割法",卷之二下"倒睫"篇中有"夹法","皮急"篇中有"起睫"等外治内容,《目科正宗》均将之单独列为三篇"割法""夹法""起睫",并置于卷末"目科秘要"之中。

第五,《目科正宗》在文字上与《目经大成》有小部分差异,如有的部分减去了书中第一人称的"庭镜""不尘子"等自称之语,有的改用"燕台先生""吾师"等第三人称。

第六,《目经大成》卷三为方剂部分,主要为方剂八阵的内容;《目科正宗》卷九到卷末亦为方剂部分,其中卷九到卷十六为方剂八阵,卷末"目科秘要"为外用方药等内容。两书方剂部分也有所差异,主要如下。

《目经大成》卷三为方剂部分,所收录的方剂按八阵排序,先后顺序为补阵、和阵、寒阵、热阵、攻阵、散阵、固阵、因阵;而《目科正宗》卷九到卷十六为方剂八阵的内容,每卷一阵,顺序与《目经大成》不同,先后为补阵、和阵、攻阵、散阵、寒阵、热阵、固阵、因阵,即将攻阵、散阵放到了寒阵、热阵之前。

《目经大成》卷之一下的末尾为"诸药外治",叙述各种眼科外用药;

而《目经正宗》将眼科外用药的内容，放在全书的末尾卷末"目科秘要"一卷中，与前8卷"方剂八阵"首尾衔接，共为方剂部分。

《目科正宗》卷十五固阵中单列"甘露饮"一方，《目经大成》中该方未单列，而附于固阵"宁志丸"之后。

《目经大成》因阵方中有"太乙膏""玉红膏"两方，《目科正宗》中缺。

《目科正宗》因阵中有"隔蒜灸法"，而《目经大成》中无。

《目科正宗》卷末有"炼煅药品"一篇，介绍了三十多种外用药物的锻炼及制取方法，《目经大成》无。

第七，《目经大成》中有不少病案，如一些针拨内障的病案，而《目科正宗》中无。

第八，一些篇名、方名、病名略有差异。如《目经大成》"风引㖞斜"，《目科正宗》作"风引㖞邪"；《目经大成》"五行邪正致病暨虚实传染统论"篇，《目科正宗》作"五行邪正致病暨虚实传併统论"；《目经大成》补阵"补肺汤"，《目科正宗》方名作"补脾汤"；《目经大成》寒阵"秦芃鳖甲散""四生饮""酒煮大黄丸"，《目科正宗》作"秦芃鳖甲饮""四生散""三黄丸"；《目经大成》散阵"清空散"，《目科正宗》作"青空散"。

以上即是《目经大成》与《目科正宗》的主要差异。笔者对两书差异问题的主要看法如下。

第一，《目科正宗》是否全部删除了《目经大成》的序文和凡例？《校刊目经大成序》中，黄香泉认为邓学礼是"去其序例，任意窜改，攘为己有"。这一说法其实带有感情色彩，是出于对邓学礼冒名盗刻的激愤，实际情况并不完全如是。如《目科正宗》保留了《目经大成》中黄庭镜的自序；至于凡例，《目科正宗》实际上也是有的，共九条，不过较《目经大成》十一条简短罢了。

第二，《目科正宗》与《目经大成》正文的少部分差异，是否全部都是邓学礼的故意篡改？黄香泉认为邓学礼是"任意窜改"。但实际上通过上文对两书的比对来看，《目科正宗》与《目经大成》的差异，少部分是出自邓学礼的篡改，如对《目经大成》正文中"庭镜""不尘子"等黄庭镜自称语的删除与改动，其余大部分恐怕主要是版本差异的因素，而非邓学礼"任意窜改"。黄庭镜《目经大成》初稿，完成于乾隆六年（1741）"春雨洽旬"之季，其后三十余年，曾被反复多次修改补充。如卷二中"花翳白陷"一症后，附有一则医案，时间为乾隆十七年（1752）仲冬，这已是在初稿完成后的十一年了。在"甲午中秋后一日书事"小序中，黄庭镜明确说他写作该书乃"披沙拣金，博采详说，又越十数寒暑，稿数易，书始定"，直到乾隆三十九年（1774）中秋后一日，黄庭镜七十岁时，补小序附于书末，《目经大成》才最终定稿。

由此来看，《目经大成》的写作历时三十余年，由于黄庭镜反复修订，其中形成了至少四个版本。邓学礼跟随黄庭镜学医，很有可能得到的并非《目经大成》甲午年的最终定稿。如两书卷首的形图，第一图的三阴三阳排列顺序不同，最后两图的器械数量不同；又如凡例，《目科正宗》与《目经大成》相仿但《目科正宗》简短；《目科正宗》缺少"太乙膏""玉红膏"两首重要的外科方剂等。这些不太可能是邓学礼的有意窜改，而很有可能是邓学礼在1741～1774年之间追随黄庭镜学医，得到的是《目经大成》是早期版本，而非最后的定稿。故笔者认为《目科正宗》与《目经大成》正文的差异问题，一部分是邓学礼的有意篡改，而很大一部分则可能是版本差异的问题，也有可能是黄庭镜后人在刊行《目经大成》时为了表示与《目科正宗》的区别，对《目经大成》原本进行过少量的增补和改动。

第三，《目科正宗》不少篇章次序与《目经大成》不同，是不是《目科正宗》都是不妥的呢？《目科正宗》的一些改动，以及和《目经大成》定稿的差异，在黄庭镜之孙黄璧峰看来，都是"舛谬殊甚"的，但事实上并非完全如此。固然，《目经大成》的最终定稿，远比《目科正宗》为完美，如卷首三阴三阳的次序，以及医论、方剂更为完备等，但《目科正宗》也有一些自身的优点，如卷首形图最后两图，《目科正宗》的器械比《目经大成》多出三种。又如篇章次序编排上，《目经大成》将"诸药外治"的外用方剂放在卷之一下，插在书中；而《目科正宗》将外用方剂放到卷末，与卷九到卷十六的方剂八阵前后承接。笔者认为《目科正宗》的这种编排顺序可能更为合理，更利于学者的阅读和方剂查阅。现代学者李怀芝等人整理，人民卫生出版社出版的《目经大成》，便将该书"诸药外治"的外用方剂放到了书末，在方剂八阵之后。其在"整理说明"中说："底本（指《目经大成》达道堂刻本）中的'诸药外治'部分，在卷之一下（其余两仪堂刻本、文馨堂刻本、述古堂刻本、宏道堂刻本的"诸药外治"也在卷之一下）；据该书体例及文义，今将其移至全书卷末。"这也间接赞同了邓学礼《目科正宗》对外用方剂部分的编排顺序。

综上而言，《目科正宗》虽为邓学礼冒名刊刻的作品，但其内容大致反映了黄庭镜《目经大成》前几稿未定稿的概貌，内容也多有可采之处，对黄庭镜生平的研究、《目经大成》版本的研究、中医眼科临证学术的研究，都具有一定意义。

黄庭镜

学术思想

一、学术渊源 🕊

（一）师承渊源

据黄庭镜《目经大成·自序》所言，其学习医学的途径和师承来源有三：

第一，以历代名医前贤为师。

黄庭镜青年时期，因科场失意、老父病故的双重打击，双目几乎失明。此后便留心医学，广购医书，自述在眼科方面曾下过一番苦功。从《目经大成》一书的内容来看，黄庭镜不仅曾于《秘传眼科龙木论》《原机启微》《银海精微》《审视瑶函》等前代眼科专著多所用力，取其长而弃其短；还对元代、明代以来的儒医，如朱震亨、张介宾、赵献可、李中梓等名家的学说多所服膺。可见，黄庭镜的《目经大成》乃融会了前代各家之学。

第二，以各民间医生为师。

黄庭镜曾多次游历四方，第一个时期是科场失意、老父病故之后数年。此时的黄庭镜，放浪形骸，悠游山水，结交朋友，经常行踪不定，有时家人亦莫测其所往，而当时的黄庭镜已经开始专攻医学了。第二个时期是三十四岁之后，其受到乃兄劝说，离家到河南、江浙一带经商五年，并于此时期撰著了《目经大成》初稿。黄庭镜在两次游历期间，必定或造访、或见识、或结交过不少民间医生，以至于黄庭镜的医术在青年之时便能超过当地一些有名望的老医生。这在《目经大成》中丰富的眼科临床见解中也能看得出来。黄氏眼科多可能是师事百家。

第三，以培风山人为师。

这是黄庭镜明确谈到的自己的师承来源，在《目经大成·自序》有详细叙述。

《目经大成·自序》中，黄庭镜自述的拜师经历颇具传奇色彩。黄庭镜说自己青年时期由于苦读医书，医术大进，但是自感在治疗内障、头风方面却有所不足，对眼科针砭之术也未窥其秘。这时，有人告诉黄庭镜说，有一位叫培风山人的高人隐士，精通眼科针砭之术，擅于治疗内障、头风，一旦培风山人答应治疗的内障、头风，没有治不好的，并愿意为黄庭镜引见培风山人。

黄庭镜听闻，心往向之，恳切地请为介绍，愿请培风山人前来传授奇术秘技。后培风山人很快来到，外貌是"风仪肃整，伟然一丈夫也"，且言谈举止不同凡俗。其德高望重，口不言钱，是假借游艺而交游于江湖的高人隐士，颇有游侠之风。黄庭镜深为佩服，在培风山人到来的当日，即拜培风山人为师。黄庭镜既已拜师，便恭敬礼待，朝夕日夜不敢怠慢培风山人，后尽得培风山人心法。培风山人见黄庭镜学成后，即坚辞南归。黄庭镜为其饯行。饯行之日，乃深秋之时，当时景象为"山叶翳红，江涛飞白"。培风山人歔欷起吟曰："马耳批风进八闽，星霜三易鬓垂银。"意为自己策马入闽已有三年，此时正是离别之时。吟毕，即命黄庭镜续之。黄庭镜遂续诗云："知君到处留青眼，长恐江湖断送人。"意为乃师培风山人游历江湖，济世活人，救治眼疾无数。黄庭镜所续诗句语冷而隽，培风山人以之为相知之言，遂大笑策马而去。

黄庭镜这一段学医经历，仅仅记载在《目经大成·自序》当中，叙述详尽，学者读来，当时场景犹如历历在目，但传奇色彩颇为浓厚。黄庭镜之门徒童德敦，在《目经大成·跋》中提到，其师跟随培风山人学医的这一段经历，为黄庭镜本人所杜撰，培风山人是一个虚构的人物，所谓"子虚耳"。

但笔者认为，黄庭镜青年时即游历四方，特别是前期放浪形骸，悠游山水，结交友人，常常行踪不定，有时家人也莫知其所往，故黄庭镜眼科之师，虽黄氏亲人可能亦未必知晓，何况是其门人童德敦。因此，不可轻易依据童德敦跋文而否认培风山人的存在。而且从《目经大成》中所记载的金针拨障术来看，黄庭镜的技艺相当高超，甚至远远超过了前代与同时代金针拨障术的成就。金针拨障术作为一种较为复杂的眼科手术方法，在古代往往被惊为神奇。连黄庭镜尊崇的明代著名医家张介宾，都在《景岳全书》中感叹对金针拨障术只是耳闻，但却从未见过——"又闻有巧手妙心，能用金针于黑眼内拨去云翳，取效最捷者，此虽闻之，而实未见其人也"。金针拨障术这一复杂的眼科手术，黄庭镜基本不可能通过自学而无师自通。且在《目经大成》中，黄庭镜也曾两处提到过"家师""余承师训"等说法。据此，笔者认为黄庭镜在金针拨障术方面，必定是得到过明师指点的。即使自序中所说的那一段经历有虚构的成分，但传授黄氏眼科针砭之术的授业恩师"培风山人"应该也是客观存在的。

关键的问题在于，后世学者在引述黄庭镜学医的这一段经历，介绍培风山人时，基本都把培风山人当作是江夏（今湖北武昌）人，甚至附会为黄庭镜曾远走江夏求师。如李怀芝等人整理的《目经大成》，在导读中说："黄氏觉得自学尚不能获得治疗眼科某些疾病（如内障、头风等）的秘诀要领，于是他远走江夏（今湖北武昌）求师，终于学得了针拨内障等眼科秘技。据黄庭镜自序所言，他的眼科老师是江夏的培风山人。但黄氏的学生童德敦则认为所谓培风山人，乃子虚乌有——这段黄氏求学的隐秘经历已成不解之谜。"《金针拨障术大师黄庭镜》一书，也说黄庭镜"在江夏学习眼科时，即考虑要编写一本质量较好的眼科专著"，也把江夏当作一处地名。福建中医学院 2008 年硕士学位论文——《黄庭镜〈目经大成〉眼科学术成就研究》中甚至说："自学一段时间后，黄庭镜认为对于内障、头风等眼科疑难病的治疗尚不能完全掌握要领，又听人说江夏培风山人精此术，于是远赴江夏（今湖北武昌），拜培风山人为师，虚心求教，日夜钻研，终于学得金针拨障术等眼科秘技而归。"上述说法看似言之凿凿，但实际多为附会，疑点甚多。培风山人到底是不是江夏人？黄庭镜是不是真的曾从福建前往江夏（武昌）学医？这需要重新来考读黄庭镜的自序。

《目经大成》中，有关培风山人的记述主要见于三处：一处是《甲午中秋后一日书事》，黄庭镜在文中说："岁己酉，余年二十六，得是术于江夏。"从本句来看，似乎江夏是地名，说黄庭镜曾到江夏（湖北武昌）习医似乎准确无误。还有一处便是童德敦的序，认为培风山人一段子虚乌有，上文已言及，姑且不论。最重要的一处，便是对培风山人记载最为详尽的黄庭镜的自序。那么，本文便有必要再次详细剖析一下黄庭镜的这一段学医经历。

首先，黄庭镜学医是不是前往呢？自序中言，黄庭镜听别人说培风山人精通眼科针砭之术，便"亟恳为介绍，速而来"，须注意"来"这一动词，黄庭镜是诚心请见，希望有人能介绍游历江湖的奇人培风山人到自己这里来传授医技。"洎至，风仪肃整，伟然一丈夫也"，等到培风山人到来，黄庭镜一观察，果然是气度不凡。可见，培风山人是亲自到黄庭镜所在之处来传授黄庭镜医术的，而不是黄庭镜前往求教。这在下文，还有明证：当黄庭镜尽得培风山人真传后，"坚辞南归"，这南归之人是黄庭镜还是培风山人呢？看后文饯行一段。在师徒吟诗作对之后，"山人以为知言，大笑策马而去"。可见，要南归离去的是培风山人，而不是黄庭镜。因此，黄庭镜的这一段习医经历，根本不可能是前往江夏（湖北武昌）进行的。再细看师徒二人的诗句，培风山人起吟两句，便是"马耳批风进八闽，星霜三易鬓垂银"，从黄庭镜对上的"知君到处留青眼，长恐江湖断送人"来看，培风山人两句乃其自述。"八闽"是福建的别称,福建古为闽地,北宋时始分为八州、八军,南宋分为八府、八州、八军,元分八路(福州、兴化、泉州、漳州、建宁、延平、汀州、邵武),明代改八路为八府,故有八闽之称。"马耳批风进八闽"的主人公是培风山人,也说明了培风山人是亲自到了福建来传授黄庭镜医术。黄庭镜这一段学医经历,便不曾离开福建,否则断然不会有培风山人"进八闽"之句。黄庭镜学医,不是"前往",而是"请来"。

其次,黄庭镜所说的"江夏",是实指湖北武昌这一地名吗?黄庭镜自序中说:"夫培风固江夏旧家,德高望重,口不言钱。"如果这里所说的"江夏旧家"所指乃言培风山人是湖北武昌人,那么下文说培风山人"南归"便显然不通。从福建到武昌,应该是北归,而不可能是南归。可知,培风山人并非江夏(湖北武昌)人。现代学者因没有准确理解到"江夏旧家"之意,造成了误会,从而发生了南辕北辙的错误。那么,说培风山人为"江夏旧家"为何意呢?"旧家"一词,在词典中有两意:①世家,指上代有勋劳和社会地位的家族;②从前。从黄庭镜自序中来看,培风山人为隐士,颇有江湖游侠之风,与所谓世家毫不沾边。笔者经过仔细考查,才发现"江夏旧家"原来是江西、福建、广东潮汕一带黄姓的郡望堂号。

《江夏黄研究》认为,黄姓得姓于周朝时的黄国(即今河南潢川西北部一带),因"受封于黄"而得名。黄国被楚国所灭之后,黄姓族人便散居各地,不少黄国遗民向楚国腹地内迁,分别定居在湖北黄冈、黄陂、黄安、黄梅、黄石等地,这些地方也都因黄姓的开发而得名。其中一支内迁到江夏安陆(今湖北云梦东南)一带,后发展成为汉代最著名的江夏黄姓,江夏郡(今湖北云梦一带)成为黄姓发展繁衍的中心,有"天下黄姓出江夏,万派朝宗江夏黄"之说。江夏黄姓代为冠族,如东汉著名孝子黄香,时人誉之为"江夏黄香,天下无双",名垂青史。西晋末年,黄姓与中原士族均大举南迁，成为后来入闽（福建）的"八大姓氏"之一。至今，江西、福建、广东潮汕一带的黄姓多以"江夏"为堂号，或自称"江夏旧家"，或自称"江夏子孙"，其中传达的信息是"姓黄氏"。今天，福建厦门思明区还有黄氏江夏堂，江西省南康市潭口镇田头村也有南康江夏堂，潮汕一带的黄氏家宅也多命名为"江夏旧家"。如《潮州日报》2009年12月16日《潮州孚中村："江夏子孙"状元黄仁勇故乡》一文说："孚中村中有一座叫'江夏旧家'的老宅，这座老宅似乎在向人们诉说着这个村庄的历史和黄姓宗族的辉煌岁月……"

    经上述分析可知，原来黄庭镜说培风山人"固江夏旧家"，并非说培风山人是湖北武昌人，而是说培风山人姓黄，与自己同姓同宗。作为同姓晚辈的黄庭镜，赞誉培风山人"德高望重"，也就不难理解了。因此，现代学者把黄庭镜所说的培风山人认定为湖北武昌人，并附会黄庭镜曾前往武昌学医的说法，是对"江夏黄"这一文化背景没有充分认识而造成的误会。其实，黄庭镜提到的"江夏旧家"，要表达的意思就是老师培风山人姓黄，与黄庭镜同姓，而且可能是福建建宁县以南的黄姓。"江夏"并非培风山人的里籍地名，而是黄姓的郡望堂号。

（二）文化影响

    黄庭镜生于清代康熙年间，为清雍正、乾隆时期眼科名家，本人出身儒门，具有较高的文化水平，年轻时以科举为业，后由儒入医，又曾游历数省。因此，黄庭镜医学思想的形成，与当时的社会历史文化背景有着密切的联系，不可避免地打上了时代的印记。研究黄庭镜学术形成的社会历史文化背景，才能深入了解黄庭镜医学的内涵、源流和特点，是触摸古人灵魂、理解古人思想的必要途径。

1. 儒医影响

    《建宁县志》在简评黄庭镜的时候，提到黄庭镜"弃儒习医"。《目经大成·兄序》中黄子裘也说黄庭镜"以儒易医"。《目经大成·魏序》中,魏定国则说黄庭镜为"濉水一寒儒耳,藉眼医活二十余口"。黄庭镜的同学李明,为《目经大成》所作序言,也谈到黄庭镜"弃经史治岐黄,变好古之心而好术"。再结合《目经大成》全书诗词曲赋、文采辞藻来看,黄庭镜确实是较为典型的儒医。出身书香门第的黄庭镜年轻时以儒为业,在科举落第和慈父去世的双重打击下,最后逐渐得入岐黄之门。其间巨大的人生转变,有其社会文化背景。黄庭镜由于出身儒门,这都说明理学功底深湛,《目经大成》中有不少以理学而证医学、借理学天人关系原理阐发医学问题的内容,理学文化对黄庭镜眼科学术思想有一定影响。

"儒医"是中医学历史上独特的文化现象。最早的儒医记载见于司马迁《史记》,如《史记·扁鹊仓公列传》中,记载西汉名医淳于意(仓公)"其人圣儒",赞其有儒家之风。到了唐宋两朝,"儒医"这一文化现象更加突出。首先,唐宋政府将医学纳入了官办教育之中,设立了太医署、太医局等机构,宋徽宗时还将医学教育隶属于国家最高学府"国子监",从而将医学教育纳入了儒学教育的体系。此后,中医学史上产生了大量的儒医,或以儒而通医,或以儒而业医。如以儒而通医的苏轼、沈括、程颐、程颢、洪遵、蔡元定、陆游、王肯堂、汪昂等;以儒而业医的张元素、李杲、朱震亨、汪机、李时珍、张介宾等。

儒家是中国古代最有影响力的思想学派,开创于孔子,受到历朝历代的尊崇。儒家所主张的思想,主要以"仁"为核心。那么何谓"仁"呢?《论语·颜渊》中记载孔子曾说:仁者爱人。儒家所说的"仁",就是人与人之间的相互关爱与相互尊重,是儒家所推崇的一切高尚美德的总称,是儒家用来维系社会和谐、国家安宁、人民幸福的基本道德准则。后世知识分子,在儒家所主张的"仁"这一道德标准上,产生了儒士"济世救民"的情怀,即所谓"达则兼济天下,穷则独善其身""先天下之忧而忧,后天下之乐而乐"的理想抱负。古代知识分子往往将济世救民，实现仁爱的"大同社会"，作为毕生追求的人生理想与目标，并以此实现自己的人生价值。

但是在中国古代封建社会，并不是每一个知识分子都能参与到国家政事之中去。那不能为官，不能参与国家政事的一般儒生，如何实现"济世救民""兼济天下"的人生价值呢？北宋宰相范仲淹曾经说："不为良相，便为良医。"若不能成为一名清廉正直之官，那么做一名优秀的医生，也一样能实现儒家"济世救民""兼济天下"的情怀。中国古人视医术为"仁术"，因为医术也能实现儒家"仁爱"的道德理想，能以医术侍奉君亲，"上以疗君亲之疾，下以救贫贱之厄，中以保身长全，以养其生"，从而实现儒家"忠""孝""仁"的理想追求。儒家"仁""忠""孝"的伦理观和人生观，促使了古代不少儒士在仕途受挫后，转而从事医学，以实现自己的人生价值。

如宋代名医朱肱，本出身官宦世家，北宋元祐三年（1088）中进士，曾历任北宋雄州防御推官、知邓州录事、奉议郎等官职，后因忤旨罢官。罢官后，朱肱以汉代贾谊"古之人，不在朝廷之上，必居医卜之中"的名言自勉，潜心研习医学，撰成医学名著《类证活人书》一书。

又如，金代名医张元素幼年时便饱读经史，八岁试童子举，二十七岁试经义进士，因犯庙讳而下第，自此断送了为官参政的前程。在这种情况下，不幸犯讳下第的张元素夜梦神人以斧劈胸，纳经典医书于中，醒后遂恍然大悟，转而以医学为毕生追求，终于成就一代名医，成为中医"易水学派"的鼻祖，为中医学的发展做出了杰出的贡献。

又如，元代名医丹溪先生朱震亨，年轻时以理学为业，曾访道八华山，拜朱熹四传弟子文懿公许谦为师，致力于朱子理学。但元代时，科举长期废弃，知识分子想要通过科举考试参政基本不可能，其在理学恩师许谦的诱导与鼓励之下，遂转而以医学为业，追随博通刘完素、李东垣、张子和三家之学的罗知悌先生习医数年，后终成一代医学宗师。

黄庭镜的遭遇，与张元素、朱丹溪相似。黄庭镜出生于书香门第，幼时聪颖过人，及长，则研习古文经史学问。黄父认为黄庭镜能继承其志向，对其期望甚厚，希望黄庭镜能参加科举考试。然而，黄庭镜参加科举考试，却遭遇失败。黄庭镜科考受挫，又遭逢慈父病故的打击，便放弃了科举考试，放浪形骸。后忆及先儒之言"虚度岁月，无恩泽及人，直造化中赘物"，顿时追悔。特别是黄庭镜之兄黄子裘，以黄父之言劝导黄庭镜，使黄庭镜"面热不自安"。黄庭镜深感数年间悠游山水、放浪形骸，"无恩泽及人"（所谓"恩泽及人"即儒家所言"仁爱"的德行），有悖先儒教诲。此后乃广泛购求医书，苦读习医，拜师修艺，"以儒易医，不复问制科事"，乃成儒医。黄庭镜的从医经历具有代表性，与古代大多数儒医的人生经历相似，都是由儒家"仁"的伦理观和"兼济天下"的人生观促成而走向从医之路。以医为业成为古代儒生实现自身人生价值的最佳途径之一。

在儒家伦理观、人生观的引导之下，黄庭镜身为儒医，还表现在他崇奉孔子"子不语怪力乱神"的教诫，不信佛道鬼神的儒家作风。《目经大成·勿药元诀》中，黄庭镜批判佛、道两家云："余平生见释、道等书，恨不并板焚尽。"以致其习练书法时，唯独对王羲之为道家所写的《黄庭经》，与褚遂良为佛家所书写的《圣教序》两帖，阅其题签而不翻看。其认为佛道两家主张虚无、寂灭，劝人安于无用，此与土木没有区别，就算长寿聪慧，但于国家、社会无益。黄庭镜还批判一些僧道的行为说："今之僧、道，胸无墨香，口尚乳臭，袭以真人之封，建以上人之院，彼无父无君，鼠雀班辈，高堂端坐，侍从满前，公然一真人、上人耳。"另有当时一种对面默坐运气为病人疗病的气功疗法，黄庭镜更是斥之为"鬼魅现形"。儒家向来即为入世的学问，古代儒士自古以来即有"修身、齐家、治国、平天下"

的社会责任感，黄庭镜批判佛、道两家，正是基于此种原因。

综上，黄庭镜有着深厚的儒医文化背景，深具儒士风骨。《目经大成》一书也因此医理精深而文采飞扬，实为一部儒医的上乘代表之作。

2. 理学影响

理学兴起于宋元，在清代也受到统治阶级的推重。理学是一种儒家的哲学思潮，以探讨天道、性命等问题为核心，内容主要包括"太极说""理气说""心性论"等，对中国古代宋以后的科技产生了巨大的影响。在中医学史上，宋以后的医家，开始将理学的一些内容引入中医理论体系之中。如元代的朱丹溪在北宋理学宗师周敦颐《太极图说》的启发下，提出了"相火论"学说，以及明代的孙一奎、张介宾、赵献可，同样在理学学说的启发下，深入探究了"命门学说"。黄庭镜出身儒门，理学功底深湛，《目经大成》中有不少以理学而证医学、借理学天人关系原理阐发医学问题的内容。兹具体简述如下。

（1）格物致知

宋元理学对古代知识分子留心医学有着巨大影响。宋元理学有鲜明的"格物致知"的学风。朱熹认为，"格物致知"就是穷究事物之理以获得知识。古代知识分子认为"天人合一"，自然界的道理即是人类社会的道理，天地自然界与人类社会、人体生命、世间万物息息相关。宋儒倡导儒士要研究自然界事物，以明晓天地之理，而下及人事。

在"格物致知"思想的引导下，宋以后的儒生大多知医、通医。如苏轼、沈括都曾收集验方，编纂方书（后世合编为《苏沈良方》）。元代朱丹溪也有医学名著《格致余论》，浓缩"格物致知"之意为医书书名。明代著名文学家王世贞也曾赞赏李时珍的《本草纲目》为"性理之精微，格物之通典，帝王之秘录，臣民之重宝"，是"格物致知"的代表著作。理学"格物致知"的思想主张，引导了不少知识分子留心以医药之学为代表的自然科学，参与到医学研究的队伍中来，客观上促进了以中医药学为代表的中国古代科技的发展。

黄庭镜也深受理学"格物致知"的影响。《目经大成》黄庭镜自序中第一句便说"理通太元者莫如医"，所谓"太元"，即宇宙之真理、天地之大道，黄庭镜认为通晓宇宙真理者莫过于医。故研习医学在黄庭镜看来也是儒士"格物致知"思想追求的极佳道路，这就促使了黄庭镜去深入研习医理、探索医理，而撰著成《目经大成》一书。

（2）太极

"太极"为中国传统哲学中重要的名词术语，象法天地之先，最早见于《周易》。《周易·系辞传》云："易有太极，是生两仪，两仪生四象，四象生八卦。"易有简易、变易、不易三大含义，象征天地万物生化不易之规律，悉备天地人三才之道。易有太极，故太极为天地万物生成之始，阴阳、四象、八卦皆萌芽于太极，太极是宇宙生成演化的一大规律。汉儒郑玄曾作《周易注》，指出太极为"极中之道，淳和未分之气"。东汉许慎《说文解字》在解释"一"的时候说："惟初太极，道立于一，造分天地，化成万物。"实际上，太极与老子所说的"道生一，一生二，二生三，三生万物"中的"一"相似，乃万物之本，大道太初之显化。

另有"无极"这一概念，最早见于《道德经》。《道德经·二十八章》云："知其白，守其黑，为天下式。为天下式，常德不忒，复归于无极。"这里的无极，为老子所推崇的"无"的真理，即虚无之道，亦有不可穷尽之义。应该说早期太极、无极这两个哲学概念，并无交叉或者冲突。但是到了两宋时期，太极、无极的涵义，却相互延伸交集起来。肇始开端在于北宋理学大师周敦颐的《太极图说》。

周子《太极图说》不过短短两百余字，却直指万物本源。其开篇云："无极而太极，太极动而生阳，动极而静，静而生阴，静极复动，一动一静，互为其根。"这样一来，无极与太极两个概念便交接起来，问题开始复杂化，其最大的疑点在于太极与无极孰先孰后。按《太极图说》的文义来理解，周子实际认为"太极"还不是宇宙最根本的本源，"太极"是从"无极"中产生的，是"有生于无"。周敦颐这一观点，引发了宋代一些理学家的争论。最为著名的，当数南宋陆九渊与朱熹的争论，这也促成了著名的理学学术争鸣"鹅湖之会"。陆九渊出于维护儒学正统的目的，指斥《太极图说》中的"无极"是受到了道家的影响，他认为圣人作《易传》时讲"太极"，未曾言及"无极"，因此"太极"之上并无"无极"之说，批评《太极图说》不足为信；而朱熹维护《太极图说》，辩驳说太极就是理，无极是无形之义，无极而太极就是无形而有理，不承认"无极说"源自道家。朱子云："太极云者，合天地万物之理而一名之耳。以其无器与形，而天地万物之理，无不在是，故曰：无极而太极。以其具天地万物之理，而无器与形，故曰：太极本无极。"陆九渊与朱熹的争论，影响了更多的学者来关注"太极""无极"之理，其中也包括了有儒学素养的医家。

宋以后医家，受到周敦颐《太极图说》与朱熹理论的影响，也以太极为宇宙的根源，认为在人身则有人身的太极，元代朱丹溪，明代张介宾、赵献可都曾深入阐述。黄庭镜的《目经大成》，对理学太极之理也多有引述。如《目经大成》卷首"形图"中，即有"太极阴阳动静致病"，以"太极"居中，左右为"元""亨""利""贞"，"太极"阴静、阳动生出四季春夏秋冬，对应人体"木肝""火心""土脾""金肺""水肾"，五脏又分别对应着眼部的"黑睛""大小眦""上下睑""白睛""瞳神"。因此可以说，在黄庭镜看来，眼睛即是一小太极。

在《目经大成》卷一"运气正误""水火说赞""血气体用说"等篇中，黄庭镜还对"太极"进行了较为深入的阐述。

"运气正误"篇中说："太极肇分，而有阴阳，阴阳变化而有干支。天干配合则为五运，地支对冲则为六气。五运者，木火土金水也。六气者，风火暑湿燥寒也。天道始于甲，地道始于子，天地相并，故曰甲子。天德终于癸，地德终于亥，道德已成，故曰癸亥。"篇末又说："其不胶定运气，而运气默契元中者，差可以谈太极阴阳变化无穷之妙。"

"水火说赞"篇，则对"太极水火"进行了阐述。篇首说："天地生化之机，水火而已矣。"篇末则以诗赋的形式，阐述了"太极水火"的机制。其曰："天一之精，地六之灵；其色元苍，其性和平；其德务滋，有涸靡盈；防之如城，守之如瓶；既清既静，乃能神明。太极未分，命寓无极；太极既分，数成以七；泽被生民，无声无色；消则阴霾，长则炎赫；允执厥中，是谓至德。"

"血气体用说"篇，则以"太极"阐述了人身气、血的生成及二者间的关系。篇中说："太极之道，动而生阳，静而生阴，是气血人身之两仪也。血为荣，气为卫，荣行脉中，卫行脉外，是气血阴阳之体用也。……血气之体犹太极，气血之用犹阴阳。"认为气、血是由太极动静生阴阳而产生的，血气之"体"与"用"犹如太极阴阳。

（3）八卦

八卦也是理学研究的重要内容。关于八卦图象，古代流传有伏羲先天八卦图，属于先天易的范畴；有文王后天八卦图，属于后天易的范畴。

先天八卦讲对待，将天、地、风、雷、山、泽、水、火八类物象分为四组，以说明其阴阳对待关系。如乾坤相对，为"天地定位"；震巽相对，为"雷风相薄"；艮兑相对，为"山泽通气"；坎离相对，为"水火不相射"。

后天八卦讲流行，表示四时之气的推移流布，从万物出乎震开始，经巽、离、坤、兑、乾、坎，而终于艮，象征万物生长化收藏的气化规律。其中，震为正东，时当二月春分，春气旺而万物出土，此谓发陈；巽为东南方，时当四月立夏，万物繁茂；离为正南方，时当五月夏至，万物长养，此谓蕃秀；坤为西南方，时当夏秋之交，节令立秋，土气旺而生万物；兑为西方，时当八月秋分，万物所悦，此谓容平；乾为西北方，时当十月立冬，阴阳相薄；坎为正北方，时当冬月冬至，万物归藏，此谓闭藏；艮为东北方，时当正月立春，阴尽阳生，气化终而复始。故先天八卦为阴阳之体，后天八卦为阴阳之用。

《目经大成》中，对八卦的原理也多有运用，如在眼科"八廓学说"的阐述之中。《目经大成》卷首中，即有"八廓定位形图"与"八廓分属形图"，对八卦原理在眼科八廓中的运用记述得较为清楚。如说："坤位胃，震位命门，兑位三焦，乾位大肠，巽位胆，坎位膀胱，离位小肠。兑为泽，三焦位成能廓；乾为天，肺大肠位行健廓；坎为水，肾膀胱位宣化廓；艮为山，包络位育德廓；震为雷，命门位靖镇廓；巽为风，肝胆位定光廓；离为火，心小肠位虚灵廓；坤为地，脾胃位资生廓。……水廓属膀胱，名宣化廓。风廓属胆，名靖镇廓。天廓属大肠，名行健廓。地廓属胃，名资生廓。火廓属小肠，名虚灵廓。雷廓属命门，名育德廓。山廓属包络，名成能廓。震为雷，命门位靖镇廓。"《目经大成》卷一"八廓"中，对八廓八卦的记述和考证非常详尽，超过前代眼科诸家。笔者将于后文对这一内容进行介绍。

（三）对前代眼科的批判继承

《目经大成》全书近二十万字，是古代篇幅最长、内容最丰富的一部眼科学专著。该书不仅继承了清代以前《秘传眼科龙木论》《原机启微》《银海精微》《审视瑶函》等眼科学专著的内容，还引入了历代各家学说，将李东垣、朱丹溪、张介宾、李中梓等一些名家学术思想引入到眼科专科中来。作者黄庭镜文化水平较高，于眼科一途不仅临床经验丰富，对中医眼科理论钻研也颇深。这就决定了《目经大成》的一个特点：该书对前代的学问并非全盘接受，而是批判地继承。特别是对《原机启微》《审视瑶函》的态度表现得十分明显。虽然黄庭镜对前代的一些错误不吝指出，措辞激烈，且其批判不一定完全正确，并因此而受到后世学者的诟病，但黄庭镜这种敢于向权威挑战、勇于创新的精神，还是值得肯定的。

中医眼科学，早在晋唐时期已成专门。《隋书·经籍志》中，便载有《疗目方》5卷、《甘浚之疗耳眼方》14卷。隋唐时期，又有为《外台秘要》载引过的《天竺经论眼》，以及《龙树眼论》《刘皓眼论准的歌》等眼科专著。隋唐综合性医书《诸病源候论》《备急千金要方》《千金翼方》《外台秘要》中，也已经有了眼科专篇。宋以后，中医眼科渐为兴盛，从宋、元、明到清初，出现了《秘传眼科龙木论》《原机启微》《银海精微》《明目至宝》《秘传眼科七十二症全书》《证治准绳·目》《审视瑶函》等一批具有很高学术价值和临床实用价值的眼科名著。黄庭镜青年患眼病而习医，深入研习了前代眼科专著。《目经大成·凡例》中说："眼科古无善本，名家亦绝少发挥。行世者，惟《龙木论》《七十二症》《良方》《银海精微》诸俗刻。《原机启微》仅通，然太容易。《审视瑶函》系抄汇成书，疵弊多端。至时师症方串歌，尤鄙俚不足道也。"可见，黄庭镜是批判地继承了前代眼科学的成就。

1. 对《秘传眼科龙木论》的批判继承

《秘传眼科龙木论》，又名《秘传眼科龙木总论》《秘传眼科龙木论集》《眼科龙木论》，是我国现存最早的一部眼科专著。学者认为现存的《眼科龙木论》有可能是宋元医家在《龙树眼论》基础上增补编纂而成的。《眼科龙木论》全书，将眼科分为七十二证，对后世影响颇深。明清不少眼科专著，或综合性医书中的眼科专篇，皆从《眼科龙木论》中脱胎而来。《目经大成》中，也继承了不少《眼科龙木论》的内容。如对眼科病名的命名上，《目经大成》虽有不少创见，但也有不少病名的来源，可追溯到《眼科龙木论》。譬如"五风变""暴风客热""混睛障""花翳白陷"(《目经大成》作"花白翳陷")"胬肉侵睛"(《目经大成》作"胬肉攀睛")等。另外,《眼科龙木论》书中关于五轮八廓理论、眼科金针拨障术和钩、割、针、镰等眼科术式,也为《目经大成》所继承发扬,但《目经大成》的论述和记载又远比《眼科龙木论》更为详细。

眼科疾病的病因病机方面,《目经大成》的论述较《眼科龙木论》更为深入,甚或纠正了《眼科龙木论》中一些不全面或偏颇的认识。

如关于内障的成因,《眼科龙木论》认为是"脑脂流下"所致。如《眼科龙木论·内障眼法根源歌》曰:"此般样状因何得,肝脏停留热及风。大叫大啼惊与怒,脑脂流入黑睛中。"还具体指出,"圆翳内障""滑翳内障",为"脑脂流下,肝热上冲",或"脑脂流下,肝风上冲"所致;"浮翳内障",为"脑中热风冲入眼内,脑脂流下,凝结作翳"所致;"沉翳内障",为"脑中热气流下"所致;"横翳内障",为"五脏虚劳,风毒冲上,脑脂流下,令眼失明";"偃月翳内障",为"肝肾俱劳,脑风积热"所致,等等。

《目经大成·卷二》"妄见"条下,指出《眼科龙木论》上述病机论述不当。其曰:"《龙木》谓脑脂流下作翳,非也。"认为内障成因系"近酒观花,不善颐养,则痰也、风也、火也,都归胆、肾二部,胆、肾受伤而津液愈竭,万不能升运精华以滋化源,则精明之窠元府不用。纵日受清纯水谷之气,未必复其天性。岁深日久,神水遂凝而为翳,隐隐障于轮内,曰内障"。并比喻为如冰池雪涧,虽然清则清矣,但若无活流沃之,则易浑浊而生苔。

2. 对《原机启微》的批判继承

《原机启微》为元代眼科名家倪维德(字仲贤,号敕山老人)所撰,对后世眼科学的发展有很大影响。明代著名医家薛己著《薛氏医案》,收录前贤医书,其中便收录有《原机启微》,将其作为眼科医书的代表。明末清初傅仁宇，著眼科名著《审视瑶函》，亦将《原机启微》全文收录，并列入卷首。

《原机启微》还收录了不少眼科名方，有倪维德自创的眼科方，也有选录自李东垣等名家的眼科方。这些眼科方，随着《原机启微》的传播，而被眼科医家广泛使用。黄庭镜《目经大成》中，也采录了《原机启微》中所载的眼科方剂，如抑阳酒连散、芍药清肝散、防风散结汤、竹叶泻经汤、通气利中丸、羌活胜风汤（《目经大成》作"胜风汤"）、助阳活血汤、益气聪明丸、滋阴地黄丸等。

病证研究方面，《原机启微》将眼科分为"十八病"，包括"淫热反克之病""风热不制之病""七情五贼劳役饥饱之病""血为邪胜凝而不行之病""气为怒伤散而不聚之病""血气不分混而遂结之病""热积必溃之病""阳衰不能抗阴之病""阴弱不能配阳之病""心火乘金水衰反制之病""内急外弛之病""奇经客邪之病""为物所伤之病""伤寒愈后之病""强阳抟实阴之病""亡血过多之病""斑疹余毒之病""深疳为害之病"等，实际上点出了眼科的十八大类病因病机。黄庭镜对《原机启微》"十八病"并不完全认同，认为"十八病"不过仅仅说得通而已，而且太过简略，并对《原机启微》一些病因病机的阐述提出了看法。

如《目经大成》"胬肉攀睛"一病，《原机启微》中作"奇经客邪之病"。倪维德认为，此病病因病机，为"阳跷受邪者，内眦既赤，生脉如缕，缕根生于瘀肉，瘀肉生黄赤脂，脂横侵黑睛，渐蚀神水，此阳跷为病之次第也。或兼锐眦而病者，以其合于太阳故也。锐眦者，手太阳小肠之脉也。……还阴救苦汤主之，拨云退翳丸主之，栀子胜奇散主之"。黄庭镜不同意倪维德的观点。他说："（胬肉攀睛）病由《原机》为奇经客热，其言曰：奇经客邪非十二经之比，十二经之外，别有治奇经之法，而所用药亦曰胜奇散。却只是芎、归、连、草等物，无稽之谈，人谁从同！"并据

《内经》指出本病与小肠、心、脾有关，是火炎土燥，水木不能制，祸罹于金所致。

又如，瞳神缩小一病，《原机启微》中作"强阳抟实阴之病"。倪维德论本病病因病机说："足少阴肾为水，肾之精右为神水；手厥阴心包络为相火，火强抟水，水实而自收。其病神水紧小，渐小而又小，积渐之至，竟如菜子许。又有神水外围，相类虫蚀者。然皆能睹而不昏，但微觉眊矂羞涩耳。是皆阳气强盛而抟阴。"指出本病乃手厥阴心包络相火所致，故治疗上选用抑阳酒连散、还阴救苦汤等苦寒剂清泻相火。黄庭镜反对倪维德的看法，其批评《原机启微》说："倪氏《原机》为强阳抟实阴之病，抄书奴皆从之。庭镜特辟其谬，可谓反古，窃亦有所见而云然。"对于本病病机，黄庭镜认为，乃"劳伤精血，阳火散乱，火衰不能鼓荡山泽之气生水滋木"，以致水涸而目中肾络下缩，水轮上敛。并非实火、相火，恰恰乃因精血劳伤而生虚火，阴阳两虚所致。因此，治疗上当"大补气血，略带开郁镇邪，使无形之火得以下降，有形之水因而上升，其血归原，而真气不损"。

黄庭镜还在《目经大成》中，举出两例瞳神缩小病案以说明之。一例为一少年武闱下第，目忽不见，瞳神小如青葙子。某医谨遵《原机启微》方，用抑阳酒连丸、搐鼻碧云散、还阴清肾等汤，未到十日而病人死亡。另一例为一老丈患瞳神缩小，近视略见指动，他人都认为患者命不长久。黄庭镜诊其脉沉迟而涩，便处以人参养荣汤（人参、白术、茯苓、甘草、黄芪、陈皮、肉桂、当归、芍药、地黄、远志、五味子）及理阴煎（干姜、肉桂、地黄、当归、甘草）十余剂，患者视力稍远。但患者一亲属，后来仍处以《原机启微》苦寒之剂，终致失明。

从瞳神缩小一病的论治上可以看出，黄庭镜是重视中医学辨证论治基本原则的，在"火分虚实"的认识上已高于倪维德。两例医案，提醒后世医者当"谨守病机",仔细分辨虚实寒热,有示以警诫的意义。

3. 对《银海精微》的批判继承

《银海精微》为古代又一眼科名著,署名孙思邈所著。但笔者既往曾考证指出,该书成书年代可能在明代前中期,署名孙思邈当为托名。关于眼科的病种,《眼科龙木论》将眼科分为七十二症,后世眼科书多从之。明末清初,《审视瑶函》又分一百一十六症。《银海精微》分为八十一症,开创了眼科八十一症的分法。《目经大成》在眼科病种的命名上,虽与《银海精微》不尽相同,但也采用了八十一症分法,将眼科疾病分为八十一种。

在眼科外治手术上,《银海精微》记载有夹法与金针拨障术,且记载较之前的《秘传眼科龙木论》和《原机启微》要详尽得多。夹法,是古代眼科用于治疗倒睫拳毛的一种手术方法。《原机启微》反对运用这种治疗方法,而《银海精微》《目经大成》都赞同这种手术方法,并且予以详细记载。

金针拨障术,载于《银海精微》"开金针法"中。值得注意的是,《银海精微》对施行金针拨障术前后的仪式、仪轨与祷文有详细记载,似对《目经大成》有一定影响。金针拨障术,是古代较为高超的一种眼科手术,能掌握这种手术的医者少之又少。这种手术,一般认为是从古印度传入中国的,因而充满了神秘色彩。加之手术本身十分精细又具有一定风险性,所以手术前后都要求术者安定心神、平心静气、慎之又慎。早在《秘传眼科龙木论·针内障眼法歌》中,就要求手术者在手术前,要"不雨不风兼吉日,清斋三日在针前";施行手术过程中,则要"安心定意行医道,念佛亲姻莫杂喧。患者向明盘膝坐,提师腰带在心安";以择吉、斋戒、念佛、安定心神等仪式,示以郑重。

《银海精微》则要求医者在手术前,须做到"凡开金针,须择吉日,静风日暖,须待日午之时,焚香请呼龙树医王、观音菩萨,然后方静坐片时,定自己之气息"。手术后则要"念观音咒七遍，方取出金针"。其于"开金针法"后，记载了下述"观音咒"：

愿眼紫金灯，洒洒水离易，黄沙满藏经，千眼千手千龙王，文殊大士骑狮子，普贤菩萨乘象王，日里夜里云膜尽，翳膜消磨强中强，吉中吉，眼中当愿得光明，清净般若波罗蜜。

《审视瑶函·拨内障手法》中，基本沿袭了《银海精微》的仪轨与咒文，多加了"开针三光符咒"与"封针符"两道符箓，在佛教色彩之外又增添了道教色彩。其"观音咒"与《银海精微》所载"观音咒"则大同小异。

《目经大成》则要求"行针之日，斋明盛服，洒扫户庭。堂口横设一案，置香炉、茗果等类于上"。施术前，还有一段祷文，再拜稽首而祷告天地神祇，其祷文云：

某年月，下士某，敢昭告于上下神祇曰：惟天地万物父母，民有疾，伤厥心，匪药而克。某枵腹不学，未能变化成方，勉治针经，用匪不逮。今某立身行己，无恶于邦家。既眇复瞽，俾昼作夜，五色昏迷。若沉湎冒色，其或有过，罚宜从轻。废为残疾，大可矜恤。知悔斯已，启以自新。恐术于数衡罔济，惟尔神尚克相予，俾疾瘳，毋诒伊戚，永荷天休。

礼毕，褪去大衣，抖擞精神，执针于炉上，且熏且祝祷。其祷文云：

假尔针神有灵，助我八法，开彼双睛，日还其精，月含其明，我不辱命，彼乐余生，假尔针神有灵。

如果是为妇女行针，则还需用全红简书写一段祝文。其祝文云：

伏以玉烛调光，中壶照仁寿之镜；铜乌献瑞，南陔补白华之诗。置灵素于腹笥，司培元气；烹江铅以掌露，启迪瞳神。言念某氏，望族女嫄，名家闺范。丰仪间雅，宛然林下清风；性质温严，委的闺中韶秀。一灯五夜，绣弗停针；寒雨幽窗，梭宁辍织。然而才优于命，受用多让邻家；抑且女慧于男，教育莫如彼妇。嗈嗈文雁，奋翮高骞，秩秩青莲，并头早折。凡兹劫数，谁实安排。大都结习未除，或者善缘欠讲。东土岂无罗刹，庸犯戒言；北堂虽祀观音，罕敦慈训。缃裙衉血，曾随喜选佛坛场；贝叶写经，恒误剪凌波屦式。人谓嫦娥不死，桂宫兔杵，宵宵捣药何为；古称仙子了凡，七夕鹊桥，岁岁渡河则甚。尔问我答，端涉诙谐，既笑载言，知添罪恶。但赏惟从重，平生每事多磨；罚合就轻，未老双睛递瞽。春花红若锦，不窥园巳三年；秋月白蹄霜，难移步至五尺。真所谓魄未下世，魂早离形。庭镜少治儒书，长通医术，临财毋苟得，冷户那较丰仪。见义当勇为，近功用补新过，是以直行厥道，逞计他求。伏顾上天勿念前愆，能自新厚加保定，本师劫憇薪授，可为法点运枢机。银海涵虚，日中顷刻消云雾；金针宣化，指下分明有鬼神。此后余生，由今再造。无任存诚，主敬激切屏营。谨启。

从上可知，《目经大成》与《银海精微》一样，十分重视金针拨障术施行前后与施行过程中的斋戒静心与各种仪轨、祷文。如此重视金针拨障术的斋戒、仪轨、祷文，可能主要与如下因素有关。

第一，在古代的医学条件下，金针拨障这一眼科手术的难度，以及对医者的要求都是非常高的。医生在施行手术时，往往冒有极大的风险，甚至近似于对自身医疗技术的一种苛求，心理压力之巨大显而易见。手术前后一系列的仪轨、祷文，对手术施行者无疑有"求助于神明保佑"的自我安慰作用，有助于医者安神定志、平心静气，保证手术的顺利进行。

第二，对病人的心理暗示，示以庄重，安抚病人和亲属的情绪，增强病人和亲属的信心，以配合手术的进行。

第三，与中国古代的民俗、宗教信仰有关。正如前文所述，金针拨障术在古代具有一定神秘性，手术本身又十分精细，且有一定风险。因此这些斋戒、仪轨、祷文，从根本上而言，都可以对病人、家属乃至医者本人起到一定心理暗示作用。

　　但《目经大成》与《银海精微》所不同的是，《银海精微》采用的是佛教仪轨，术后所颂的也是具有佛教色彩的"观音咒"，而黄庭镜出身儒门世家，奉孔子"子不语怪力乱神"的戒条，在《目经大成·勿药元诀》中也明确表示过不信佛道，所以施行金针拨障术前后并不依佛的仪轨，而是使用具有儒家祭祀风格的仪式和祷文。黄庭镜本人文化水平也较高，故其祷文文辞古奥，全以赋的形式写出，不似《银海精微》的咒文俚俗而浅显。

4. 对《审视瑶函》的批判继承

　　《审视瑶函》，又名《眼科大全》，为明末清初眼科名著，对后世中医眼科的发展有着巨大的影响。作者傅仁宇，字允科，明代秣陵（今江苏南京）人，生活在明代万历到崇祯年间，以家传眼科鸣世，因"擅龙木"而名闻江南。其长子名傅维藩（字国栋），号复慧子，亦为眼科名家，曾在南京太医院任职。傅氏父子前后相继三十余年，在《证治准绳·七窍门·目》的基础上，写成了《审视瑶函》这一具有巨大影响力的眼科名著。《审视瑶函》付梓后，流传甚广，几乎是中医眼科医生的必读之书。

　　黄庭镜青年时学习眼科，也曾在此书上多多用力。然而，就是因为后来成为眼科大家的黄庭镜对《审视瑶函》再熟悉不过，所以其对《审视瑶函》的弱点和错谬了亦然于胸。黄庭镜的《目经大成》，从某一方面来说，便是在矫正以《审视瑶函》为代表的前代眼科专书的错谬，为一部纠偏之作。

　　《目经大成》开篇，在"凡例"中便开始猛烈批判《审视瑶函》，全书多处提及《审视瑶函》的错误和不足之处。直接进行批评的计有九处之多。

　　第一处，在"凡例"之中。黄庭镜在凡例第一条指出："《审视瑶函》系抄汇成书，疵弊多端。"此条主要针对《审视瑶函》的内容来源而言。正如上文所言，《审视瑶函》的编纂，主要是以《证治准绳·七窍门·目》为蓝本，全书大部分内容来源于《证治准绳·七窍门·目》。此书卷二，基本是将《原机启微》全书整本移入，另有少部分傅仁宇本人的经验。《审视瑶函》最根本的弱点在于，其病证主要内容来源于《证治准绳》，却在书中未加以任何说明。这也就是黄庭镜为何批评《审视瑶函》"系抄汇成书"的最大原因。

第二处，在《目经大成·八十一症》"暴风客热"条下。黄庭镜批评《审视瑶函》说："《瑶函》既曰'暴风'却从轻论，又曰'客热'，不教人急治，意欲将医、病两家，皆勒令无目，可谓忍矣。"笔者翻查《审视瑶函》"暴风客热"，并无"却从轻论""不教人急治"原文，惟该条下有一句"（暴风客热）有肿胀，乃风热夹攻，火在血分之故，治亦易退"。黄庭镜可能针对的便是"治亦易退"四字，认为《审视瑶函》对暴风客热一病重视不够。《审视瑶函》论及暴风客热的病机时，皆从实热而论，此证若属实热，如治疗得当，确实"易退"；而《目经大成》指出的是，本病若治疗或调养不当，容易转为虚寒证，如此则难治。因此，《审视瑶函》此处的弊端，在于对病因病机论述不够全面，倒不是对本病的轻视。

第三处，则是在《目经大成·八十一症》"花白翳陷"条下。《审视瑶函》指出，本病的病因病机是："因火烁络内膏液蒸伤，凝脂从四围起而幔神珠，故风轮皆白或微黄色。……此金克木之祸也。"黄庭镜认为，本病的病机是"土盛郁木，木郁则生火，火盛生痰，痰火交烁，膏液虽伤，乃变无了局"。其激烈批评《审视瑶函》"金克木之祸"的说法，指出其"真是睡中说梦话耳"。《审视瑶函》"金克木"的说法，来源于本病的发病部位。本病病位主要在风轮黑睛及周围的气轮白睛，按五轮学说，黑睛属肝木，白睛属肺金，故有"金克木"之说。而黄庭镜却是从临床出发，指出本病病机乃火盛生痰、痰火交烁，火的来源是木郁化火，木郁的原因是土盛，此说更加切合临床实际，有利于指导临床治疗。

第四处，在《目经大成·八十一症》"黄液上冲"条下。本病自《秘传眼科龙木论》开始，到《审视瑶函》，皆作"黄膜上冲"。黄庭镜指出，本病上冲者为"液"不是"膜"，其改病名为"黄液上冲"，是对中医眼科学的一大贡献。

第五处，在《目经大成·八十一症》"胬肉攀睛"条下。《审视瑶函》说："胬肉之病，肺实肝虚，其胬如肉，或赤如朱，经络瘀滞，气血难舒，……此症多起气轮，有胀如肉，或如黄油；至后，渐渐厚而长积，赤瘀胬起如肉，故曰胬肉。凡性燥暴悖，恣嗜辛热之人，患此者多。"黄庭镜认为，《审视瑶函》之所以说本病病机是"肺实肝虚"，是依据五轮部位（白睛、黑睛）而言，但却不切临床实际。黄庭镜指出，胬肉攀睛应当是从两眦发出，所以该病根本在两眦血轮，血轮属太阳（小肠）、少阴（心），五行属火，所以本病病机为火炎土燥，水木不能制，祸罹于金，虽在气轮，肺经之自病也。黄庭镜的说法较为切合临床实际。

第六处，在《目经大成·八十一症》"椒粟"条后。此处是黄庭镜对傅仁宇《审视瑶函》的总体评价——"傅氏《瑶函》，眼科之能事毕矣。然其人晓医而昧儒，亦恨事也。谨阅所列证治，除依古抄来，了无折衷外，有理近而文法重复，牵强不达病情；有名妥而病药凿圆枘方，钮锯不入；有必须刀针，全不道及，支离汤散，说了又说；有既知无治，业已名言，一症一方，饾饤分俵；有自相矛盾，有不相符合；有当言故讷，当详偏略。种种疵弊，指不胜屈。……如此背谬，誊录嫌渠手拙，乃锓劂梨枣，岂以是书非病眼人不读，朦对瞽，固无恐耶。为之莞尔者竟日。虽然，事贵先资，《瑶函》其可诋毁乎哉！"黄庭镜在此处，对《审视瑶函》作出了总体评价，将《审视瑶函》的缺点一一指出，较为全面，大多符合实际。总的来说，《审视瑶函》在黄庭镜看来系"抄汇成书"，加之傅仁宇"晓医而昧儒"，以致"牵强不达病情"，从而导致该书"种种疵弊，指不胜屈"。不过，黄庭镜在此处相对也较为客观，一定程度上还是肯定了《审视瑶函》的价值，认为《审视瑶函》"眼科之能事毕矣"，是一部空前的眼科集成之书。

第七处，在《目经大成·八十一症》"痰核"条下。痰核，《审视瑶函》名为"睥生痰核"，其论本病证候与病因病机时说："若问睥生痰核，痰火结滞所成，皮外觉肿如豆，睥内坚实有形。或有不治而愈，或有壅结为瘿，甚则流脓出血，……此症乃睥外皮内，生颗如豆，坚而不疼，火重于痰者，其色红紫，乃痰因火滞而结。此生于上睥者多，屡有不治自愈。有恣辛辣热毒酒色斫丧之人，久而变为瘿漏重疾者，治亦不同。若初起知劫治之法，则顷刻而平复矣。"方药上，《审视瑶函》则附以防风散结汤（玄参、前胡、赤芍药、黄芩、桔梗、防风、土贝母、苍术、白芷、陈皮、天花粉）、清胃汤（炒山栀仁、枳壳、苏子、煅石膏、川黄连、陈皮、连翘、归尾、荆芥穗、黄芩、防风、生甘草）。黄庭镜在本病的病机认识上，与《审视瑶函》无大的矛盾，但在治法上，认为要慎用苦寒泻火之剂。黄庭镜指出，此症初起可碾清气化痰丸（橘皮、炒杏仁、枳实、黄芩、酒炒瓜蒌仁、茯苓、胆南星、法半夏，酒、姜汁为丸），用淡姜、薄酒调一两，徐徐呷之。黄庭镜此方，较《审视瑶函》运用防风散结汤、清胃散来说，苦寒之品已减了许多，又用淡姜、薄酒助行走辛散之力，无苦寒凝滞之弊，确实技高一筹。

黄庭镜还列举了一则医案，以说明本病要慎用苦寒之剂。患者为一名六十岁的读书人，体肥善饮，秋时上睑得一核，未加留意，第二年春天，其核自破，色红紫微疼。他医按《审视瑶函》治法，处以清胃、散结等汤，十多剂稍缓解。但一月后又复发，他医又投予清胃、散结等汤，核渐大，状如荔枝，外胞绽开，日夜流血不止，患者终究不治身亡。黄庭镜认为，此案患者因是读书人，又好酒，必定伤及心、脾，浊气上蒸，故核大而破溃。加以入房太甚，水木俱惫，水竭火盈，故血妄行而不归经，血流不止。

黄庭镜指出，此时若先烙治，再以归脾汤、人参养荣汤、七福饮、十补丸之类培其本，或许可救。由此，黄庭镜指出本病的治疗禁忌："流血流血，胡乱清平不得。"强调苦寒清火法要慎用。

第八处，在《目经大成·八十一症》"瞳神缩小"条下。前文已论及《原机启微》将瞳神缩小病机归结为"强阳抟实阴"，《审视瑶函》除在卷二引用了《原机启微》原文外，还在卷五单列瞳神缩小一证，但主治方选用了清肾抑阳丸及《原机启微》抑阳酒连散、还阴救苦汤等方，皆为苦寒之剂，因此遭到了黄庭镜的批评。不过《审视瑶函》在瞳神缩小的病机分析上，相对《原机启微》还是有进步的，已经指出了本病还有"元阳耗散"的病机——"瞳神细小，精气俱伤，元阳耗散，欲坠神光，莫使没尽，医术无方。……患者因恣色之故，虽病目亦不忌淫欲，及劳伤气血，思竭心意，肝肾二经俱伤，元气衰弱，不能升运清汁以滋胆，胆中三合之精有亏，则轮汁亦乏，故瞳神中之精，亦日渐耗损，甚则陷没俱无"。其对病机的描述已较为全面，只是在治法方药上沿袭了《原机启微》的苦寒之剂，没有提出相应的治法。对于这一点，黄庭镜也已经看到。对《审视瑶函》在病机上的进步，黄庭镜还是持肯定态度。其言："《瑶函》颇更其说，而仍录其方，依次主治。非故口不从心，外此决无佳谋。"意为《审视瑶函》于本病病机已有创新，但是却仍然选录《原机启微》治疗瞳神缩小的苦寒之剂，是口不从心。其实，这并非是傅仁宇口不从心，而是本病没有好的对治方药。

第九处，即在《目经大成·八十一症》"阴风障"条下。阴风障俗称雀目、鸡盲。《审视瑶函》称其为"高风内障"。黄庭镜以本病"至晚不见，晓则复明，盖元阳不足之病"，而命名为"阴风障"。对《审视瑶函》"高风内障"的命名，黄庭镜认为义不可解。实际上，"高风内障"的病名，始自《秘传眼科龙木论》，原名"高风雀目内障"。本病以夜盲和视野逐渐缩窄为特征，《秘传眼科龙木论》已经观察到本病视野逐渐缩窄的特点，形容"惟见顶上之物"，故命名为"高风内障"。因此，"高风内障"的命名有其道理，只是黄庭镜没有弄明白"高风内障"这一病名的含义而已。不过，黄庭镜"阴风障"的命名，也契合了本病夜盲的特点和病机，有一定意义。

由上可知，黄庭镜十分熟悉《审视瑶函》的内容和各种问题。他正是在《审视瑶函》的基础上，对眼科学术和临床中的一些问题加以修正。其所著《目经大成》，除去上文所列举的少数对《审视瑶函》批评失当的内容外，绝大多数内容都可称得上是对《审视瑶函》的补充和发展。

（四）对名家学术思想的发挥

由于出身儒门，青年时改习医业，文化功底深厚，故黄庭镜学习眼科与古代一般眼科医家有所差别。古代一般眼科医家的学习，大多局限在眼科专科范畴之内，对中医理论、名家学术思想、其他临证各科（尤其是内科）往往用力不勤，用方也多局限在眼科方内。黄庭镜从学医初始即"广购医书"，为未来医术的成长打下了坚实的理论基础。从《目经大成》原文来看，黄庭镜对历代中医名家的学术思想也是用功颇深，又通内科，尤其擅用内科方或临证各科通用方治疗眼病。坚实的理论基础，并旁通临证各科，这也就注定了黄庭镜最终能成长为一名优秀的中医眼科医生，撰著出《目经大成》这样高水平的眼科著作。因此，《目经大成》发挥了历代中医名家的学术，黄庭镜用批判地继承的眼光和态度将这些中医名家的学术思想（不局限于眼科的中医学术思想）引入到中医眼科范畴中来，这是《目经大成》鲜明的特点之一。历代医家的学术思想、医论、临证经验，也就成为了《目经大成》重要的学术源头。

1.对张仲景学术思想的发挥

张仲景为医圣，《伤寒杂病论》也被誉为"方书之祖"。黄庭镜对张仲景学术的研究颇为深入，十分推崇张仲景学说。

首先，在脉诊上，黄庭镜多以张仲景脉法为据。如《目经大成·目不专重诊脉论》中，黄庭镜在批判"太素脉法"时说："神明如仓公、扁鹊、仲景、叔和，亦无所谓《太素》也。"将张仲景等医家的脉法赞为"神明"，特别表达出对张仲景脉法的推崇。在《目经大成》"诊不专主寸关尺议""脉经题要"诸篇中，其也多处引用了《伤寒杂病论》的脉法内容。

其次，在用方上，黄庭镜推崇张仲景经方。他说："仲景为医方宗匠，良有特识。"在《目经大成》眼科方剂八阵中，黄庭镜引录了大量张仲景经方，并对所引经方方义进行了深入阐述。如补阵引录的金匮肾气丸，和阵引录的小柴胡汤、黄连汤，寒阵引录的人参白虎汤、竹叶石膏汤，热阵引录的理中汤、白通汤、真武汤、大建中汤、小建中汤、吴茱萸汤、四逆汤，攻阵引录的大柴胡汤、调胃承气汤、小承气汤、大承气汤、十枣汤、抵当汤、栀子豉汤、蜜胆导法，散阵所引录的桂枝汤、麻黄汤、小青龙汤、大青龙汤，因阵所引录的五苓散等。

黄庭镜不仅在《目经大成》中引录张仲景经方，在临证时对经方的运用也非常广泛，在《目经大成》卷二的眼科病证及附录黄氏眼科医案中便可窥见一斑。如治友人艾秀瞻"凝脂翳变"一案中，在前医投补中益气汤、四物汤、六味地黄汤等无效，且反而增剧的情况下，黄庭镜大胆投以大承气汤下三黄丸五钱，下之而愈。又如，治表兄余兆文次子"气翳"一案，黄庭镜投以附子理中汤加归、芪而愈。又如潘景云"蟹睛"治愈一年，声色纵游后忽恶心发热案，前医投以四逆汤加黄连，患者则"冷于冰"，改用麻黄附子细辛汤，则目掀肿如覆杯。黄庭镜至，则先以瓜蒂散灌而探吐，再行通利及开导法，徐徐养阴清燥，越月而瘥。至于某些眼科病证的主治方，黄庭镜也多选用经方。如：天行气运主方，选用了桂枝汤、麻黄汤、大青龙汤、大柴胡汤、小柴胡汤等经方；大小雷头风，选用了大承气汤等方；瘀血贯睛，选用了抵当汤；睑廧选用了真武汤、大建中汤、小建中汤等。黄庭镜《目经大成》，在眼科范畴内，如此大量地引录及运用张仲景经方治疗眼科疾患，在古代眼科医籍中，可谓空前。

黄庭镜对张仲景《伤寒论》六经辨证也十分推崇。《目经大成·十二因·因寒》一篇，集中讨论张仲景六经辨治法。黄庭镜说："此章谓目病因伤寒而得也。夫伤寒百病之祖，不独专责在目。读仲景先生书得其纲领，治亦无难。"该篇对六经主证、主方进行了详细论述（具体内容，见本书"十二病因说及证治"部分）。

张仲景《伤寒论》六经辨证原为外感病所设，但后世医家逐渐扩大了六经辨证的适用范围，以至于形成了"六经为百病立法"的认识。元代眼科医家倪维德所著的《原机启微》一书中，在羌活胜风汤一方的方论中，已经在一定程度上表现出了将伤寒六经辨证引入眼科的倾向。《原机启微》论羌活胜风汤加减法时说："翳凡自内眦而出者，加蔓荆子治太阳经，加苍术去小肠膀胱之湿。内眦者，手太阳、足太阳之属也。自锐眦而入客主人斜下者，皆用龙胆草，为胆草味苦，与胆味合。少加人参，益三焦之气。加藁本，乃太阳经风药。锐眦客主人者，足少阳、手少阳、手太阳之属也。凡自目系而下者，倍加柴胡行肝气，加黄连泻心火。目系者，足厥阴、手少阴之属也。自抵过而上者，加木通导小肠中热，五味子酸以收敛。抵过者，手太阳之属也。"将眼部各部位按经络络属分属六经，以指导临证用药，已具备了眼科六经辨证的雏形。后《审视瑶函》则全文摘录了《原机启微》的这部分内容。又至黄庭镜《目经大成》，则在眼科范畴内专篇论述了六经辨证治法，为后世"眼科六经辨证"的成形，再一次奠定了坚实的基础。至近代成都中医药大学已故著名中医眼科专家陈达夫先生，撰《中医眼科六经法要》一书，运用六经辨证来辨治眼科疾患，则是对眼科分经论治的重大发展。

当然，黄庭镜虽然推崇张仲景学说，也不是一味全面盲从接受。如在经方的用量问题上，黄庭镜认为不必泥古。其在《目经大成·凡例》中说：
"汤液之升、合、铢、两虽有定式，亦当因时制宜，不必泥古。仲景为医方
宗匠，录其方而铢两不载，盖猛重太过，恐我无彼见，病非昔比，不敢妄
用治人。他方亦尔者，示人以活法耳。"黄庭镜在张仲景经方用量问题上，
是主张灵活变通、加减化裁，以临证具体情况来决定用量为准则的。

2. 对刘完素学术思想的发挥

　　金代名医刘完素，字守真，号通玄处士，为中医河间学派鼻祖，是金
元四大家中的第一家。刘完素的学术思想，对黄庭镜有较大的影响。《目经
大成》中的"暑火燥热异同论""十二因因风""青盲"诸篇，都对刘完素
的医论有所引用，还选录了刘完素地黄饮子、六一散、桂苓甘露饮、三花
神佑丸、双解散等方。

　　《目经大成》还对刘完素"玄府学说"有所发挥。"玄府"概念，最早
见于《内经》，原意指汗孔。刘完素认为"玄府"不仅仅指汗孔，指出玄府
者，"无物不有，人之脏腑、皮毛、肌肉、筋膜、骨骼、爪牙，至于世之万
物尽皆有之，乃气出入升降之道路门户也"，为"气液出行之腠道纹理"。
正常情况下，玄府气液宣通，如果"热气怫郁"，则玄府闭郁。

　　刘完素之后，《证治准绳·目》《审视瑶函》将玄府学说引入了眼科专
科范畴。如《审视瑶函·目昏》说："人之眼耳鼻舌身意，神识能为用者，
皆升降出入之通利也。有所闭塞者，不能为用也。目无所见，耳无所闻，
鼻不知臭，舌不知味，筋痿骨痹，爪退齿腐，毛发堕落，皮肤不仁，肠胃
不能渗泄者，悉由热气怫郁，玄府闭塞，而致气液血脉，荣卫精神，不能
升降出入故也。各随郁结微甚，而为病之重轻。故知热郁于目，则无所见
也。故目微昏者，至近则转难辨物，由目之玄府闭小，如隔帘视物之象也。
或视如蝇翼者，玄府有所闭合者也。或目昏而见黑花者，由热气甚而发之
于目，亢则害，承乃制，而反出其泪泣气液眯之，以其至近，故虽微而亦

见如黑花也。……盖目主气，血盛则玄府得通利，出入升降而明，虚则玄府不能出入升降而昏。此则必用参芪四物汤等剂，助气血运行而明也。"指出玄府郁闭病机对于眼病辨治的重要性，从而用来指导眼科开闭解郁、行气活血等治法的运用。

《目经大成》因避清康熙帝（爱新觉罗·玄烨）之讳，将"玄府"称为"元府"，在眼科各杂病的辨证论治中，较为广泛地应用了"玄府理论"。如黄庭镜认为，"火胀大头"的病机，有"毒邪蟠踞胃中，隔绝元府，使表气不能通内，里气不能达外，游溢于上，发为奇肿"者；"目血"的病机，有"老年及有心计的人，元神虚惫，倏感风热，一脉上游，真血未归元府，因逼而妄泄"者；"青盲"的病机，乃"元府出入之路被邪遏抑，不得发此灵明，目虽有，若无矣"。其余，还论及"赤痛肿障合见，盖风热流注元府"等。

对于玄府的实质，黄庭镜也曾有所思考。如《目经大成·青盲》中说："元府者，河间谓十二经皆有之，乃神气出入升降之道路门户也。元府热郁，则闭塞不通，五官四末，有时不用。由是言之，青盲即暴盲，经脉即元府，关格即闭塞，悬而似近，异而实同矣。……盖经系手足三阴三阳之经，脉乃通五官四末之脉，元府则脉中流行，不舍昼夜之气血。譬诸花木：根干，经也；枝叶，脉也。雨露滋荫，有如元府。"黄庭镜认为，玄府即脉中流行的气血。若玄府郁闭，目珠不能受到气血的滋养，则生出各种目疾。

3. 对李东垣学术思想的发挥

李东垣，原名李杲，字明之，号东垣老人，世称李东垣，为金元四大家之一，中医易水学派重要代表人物。《元史·方技》中，有李东垣传，评述说李东垣"学于伤寒、痈疽、眼目病为尤长"。《元史》还录有李东垣医案五则，其中眼科医案就占两则，第三则为"目翳暴生"案，第四则为"伤寒病目赤顿渴"案。可见李东垣非常擅长眼科，以至正史也对此加以赞誉。李东垣著有《脾胃论》《内外伤辨惑论》《兰室秘藏》《医学发明》等医学名著。其中,《兰室秘藏》眼科部分对后世眼科影响巨大,《原机启微》《银海精微》《证治准绳·目》《审视瑶函》等眼科名著,都广泛地引入了李东垣的眼科学术思想与临证经验。

《目经大成》对李东垣学术思想的发扬,主要表现在以下三个方面。

第一,继承和发扬李东垣治法思想。如在《目经大成·十二因·因湿》一篇,黄庭镜认为,湿邪在下的治法,一是下者举之,阳气升则愈,用李东垣升阳除湿汤主治;一是在下者当利小便,用四苓散利湿,并引述李东垣有关治湿的论断,言:"治湿不利小便,非其治也。"又如,在《目经大成·十二因·因毒》篇中,黄庭镜指出,治疗怯弱之人的疮疡,不论肿、溃,都应当先补胃气,用托里消毒散加减。但俗医"泥于气质素实,及有痰不服补剂",专一用败毒之法。黄庭镜对此予以批评,并引李东垣原话说:"形气病气有余,当泻不当补;形气病气不足,当补不当泻。"以李东垣名言批驳俗医错误的认识,指导临证施治。

第二,继承李东垣阴火论、脾胃内伤思想并有所发挥。《目经大成》中多处提到阴火的概念。如在《目经大成·十二因·因风》篇中,论述中风病因病机时,指出"(中风)有因悲思等情志过极而致者,夫情志过极皆为热。俗云风者,言末而忘其本也。须地黄饮子补其阴火,阴火治则阳火不难于折服矣"。又如,《目经大成·十二因·因毒》篇中,指出疮疡若见热渴淋闭,为肾虚阴火,应以加减八味丸主之。论述六味丸方义时指出:"病阴火上升,津液生痰不生血,宜壮水以制相火,痰热自除。"在《目经大成·五行存疑》中,则明确指出"火有阴有阳",阴火与阳火的区别是:"阳火者,天日之火也。六气为暑病,即伤暑中热,可以凉水沃之,可以苦寒解之;阴火者,灯烛之火也,须以膏油养之,不得杂一滴水气,得水即灭矣。"黄庭镜对阴火的认识,是阴火与阳火相对,阴火不可以用苦寒凉药治之，其内涵类似于脾肾与气血阴阳亏虚而生出的虚火，认为治阴火当用补法。

在脾胃内伤病机方面，黄庭镜也十分重视。《目经大成》常用补中益气汤等调补脾胃的方药，治疗眼科杂症。如治疗暴风客热，用补中益气汤加蔓荆子、防风（倘脉沉迟，再加生姜、附子）；治疗悬球，用异功散、补中益气汤等方；治疗眵泪不禁，用补中益气汤加附子、防风、五味子、白芍等。在其病案中，也多有用补中益气汤取效的眼科病例。如治疗孔某氏妇"疗翳"病案，用补中益气汤合加味逍遥散，归脾汤加附子、防风治疗而愈；又如，"暴得气翳"病案，昼以补中益气汤、夜投八味地黄丸而愈。

第三，对李东垣方的广泛选录和使用。《目经大成》对李东垣医方的运用非常广泛，如冲和养胃汤、补中益气汤、升阳除湿汤、胃风汤、升阳散火汤、清暑益气汤、羌活除湿汤、升阳除湿汤等，皆是李东垣名方。

黄庭镜虽然推崇李东垣的脾胃内伤、阴火学说，但对李东垣的学术思想并非全盘接受，对于李东垣的不足之处也加以指出，并不迷信学术权威。如《目经大成·凡例》中，论方药古今剂量时，黄庭镜对李东垣关于古今剂量的考证就提出质疑。其指出："李东垣谓：古之三两即今之一两，古之一升即今之一大盏。非惟强解，实觉背谬。何为？即如桂枝汤，桂枝三两，大枣十二枚；竹叶石膏汤，石膏半斤，竹叶一把。诚如垣言，桂枝但只一两，大枣何用许多？石膏虽过倍桂枝，竹叶亦不消一把。难道先朝花果数目，色色与东汉迥异耶？"黄庭镜敢于质疑权威、敢于深入思考前人定论的精神值得后人学习。

4.对张介宾学术思想的发挥

张介宾，字会卿，号景岳，别号通一子，为明代著名医家，温补学派的代表人物。张介宾是黄庭镜最为推崇的医家之一，《目经大成》对张介宾医学思想的继承发挥颇多，主要内容有以下几个方面。

第一，继承了张介宾"方剂八阵"的思想。古人云：用药如用兵。故张介宾在《景岳全书》中，仿兵法排兵布阵，依照治则治法将方剂分为八阵，每阵均体现了不同的治法。黄庭镜发挥了这一思想，进一步论述说："立方如临戎。古人品汇少而铢两多，是为劲兵，为正兵，飞龙翔鸟，直逼中军。今人铢两减，而品汇渐增，是为疑兵，为奇兵，声东击西，多多益善。然士非精锐，握奇不逢，风后猝遇虎豹之敌，奇正皆难策应，欲乘骄蹈险，置诸死地而能生，得乎？兹简其材略，可备缓急者，兼收详注，仿景岳补、和、攻、散、寒、热、固、因八阵，各数组名若干，凡百执事，知己知彼，法吾言而慎行之，则方从圆用，百战百胜矣。"《目经大成》卷一即有"增易景岳补和攻散寒热固因八阵小引"一篇，全篇摘引自《景岳全书·新方八略引》，并加入黄庭镜自己的心得体会。另外，《目经大成》整个卷三为方剂部分，全卷将两百多首历代名方与眼科方按照张介宾"八阵"分类，分别是补阵、和阵、攻阵、散阵、寒阵、热阵、固阵、因阵（具体内容，见本文"《目经大成》眼科温补思想"部分）。《目经大成》眼科方剂八阵，每一阵之前还有小序，系录自《景岳全书·古方条序》，但黄庭镜根据临证体会，在张介宾的基础上有所改动。部分改动，较《景岳全书》更加明晰。

第二，运用张介宾新方治疗眼科杂病。张介宾创制了不少名方，录于《景岳全书·新方八阵》中，传于后世，倍受推崇。《目经大成》卷三就录有不少张景岳方，如大补元煎、左右合归丸、理阴煎、麻桂饮、大温中饮等。卷二眼科病证部分，则广泛采用了张介宾几首经典方剂。如大小雷头风、目血、睛凸、电光夜照等病症，均用到了大补元煎；睑黡、瞳神缩小，用到理阴煎；迎风落泪，用到左归饮；气翳，用到左右合归丸（即左归丸与右归丸合方）；火胀大头，用到麻桂饮、大温中饮等。

第三，在眼科范畴内发皇了命门学说。命门学说，是明代温补学派医家着力探讨较多的重要理论。其中，尤以张介宾为代表。张介宾认为，命门的位置在两肾之中，而非《难经》所言"左肾右命门"；命门是"人身太极"，命门水火即元阴、元阳，即真阴、真阳，是全身脏腑阴阳之根，命门元气为脾胃之母。黄庭镜也认为，命门在两肾之中，其言"命门即在两肾曲并中间，主持诸气，陶养真火"；火能暖土，"若寒泄洞泄，必补命门相火，俾火能生土，土强则有以防水，阳能化阴，阴化秒溺分通矣"。命门为一身阳气真火的根源，命门元阴元阳充足，目中神光才能发越，产生正常的视觉功能。《目经大成·远视》云："火之源，命门真阳是也。水之主，两肾真阴是也。真阳之气犹风日，真阴之形等月露。风日培于外，月露渥于内，内外相资，则阴阳和钧。远近发用，各得其宜。经曰：目得血而能视，似非确论。且目赖气，为水火之交，而能神明。否则能近怯远，能远怯近，不几桑榆晚景之渐乎。"在"电光夜照"一病的论述中，也指出该病病机是"骄阳越命门"，虚阳浮越而神光外现，治以大补元煎送加减八味丸或驻景丸，降无根之火，使神光内蕴，英华不致飞越。卷三眼科方剂八阵中，也运用命门学说解析了肾气丸、六味丸、九转丸等方的方义。

5. 对其他医家学术思想的发挥

除上述医家外，张子和、朱丹溪、赵献可、李中梓等名家，也对黄庭镜有一定影响。如黄庭镜在《目经大成》中，对张子和"目不因火则不病"这一著名论断进行发挥和评述，并引申出了寒凉降火、补水配火、添油济火、填灰养火、滋阴制火、培木生火、抽薪退火、沃水灭火、升阳散火、砭针出血以夺火、灼艾分痛以移火等，扩大了"目不因火则不病"的内涵，在一定程度上纠正了后世医家对"目不因火则不病"的片面认识。对朱丹溪学说，黄庭镜则主要发挥了朱丹溪的气、血、痰、火、湿、食六郁说，以及朱丹溪某些诊治经验。赵献可对黄庭镜的影响，则主要表现在《目经大成》中的命门学说及对"龙雷之火"的认识。

二、学术特色

（一）五轮学说

五轮学说，是根据眼部与五脏六腑密切相关的理论，将眼局部由外至内分为眼睑、两眦、白睛、黑睛、瞳神等五个部分，分属于五脏，分别命名为肉轮、血轮、气轮、风轮、水轮，借以说明眼的解剖、生理、病变及其与脏腑的关系，并用于指导临床辨证的一种学说。"轮"是形容眼珠形圆，灵活运转，有如车轮活动一般。五轮学说理论起源于《内经》，《灵枢·大惑论》云："五脏六腑之精气，皆上注于目而为之精，精之窠为眼，骨之精为瞳子，筋之精为黑眼，血之精为络，其窠气之精为白眼，肌肉之精为约束，裹撷筋骨血气之精而与脉并为系，上属于脑，后出于项中。"此论为五轮学说的形成奠定了理论基础。现存古籍可以查考的，第一次明确提出五轮学说的，则是北宋时期的《太平圣惠方·眼论》。其云："肝脏病者，应于风轮……心脏病者，应于血（轮）……脾脏病者，应于气轮……肺脏病者，应于气轮……肾脏病者，应于水轮。"其后，《秘传眼科龙木论》《银海精微》《审视瑶函》中，对五轮学说皆有记载和论述。

黄庭镜《目经大成·卷之一》，开篇即是"五轮""八廓"两章，详尽探讨了五轮八廓的脏腑连属、生理意义、诊断意义，发挥和充实了五轮、八廓学说。

五轮学说方面，黄庭镜指出，目之为体，圆灵照耀，具有视觉功能。目珠其生成，乃火中蕴血，血化为水，水中养为神膏，神膏护于瞳神，以气为运用，发为神光，烛照鉴视，有似日月。双目左阴右阳，顺逆旋转，运转如意，故定名为"轮"。根据眼部各个局部的脏腑连属，又分为五轮。五轮的内容分别如下。

肉轮：上下两胞为睑，属土，内与脾胃相应，脾主肌肉，故此轮名为肉轮。脾体阴而用阳，其阳动而消磨水谷，其阴静而收摄血气，动静取决于眼睑。若出现烦劳欲得食，倦逸思睡，就是其病之征象。又土质敦厚，发育万物，故其余四轮皆有赖于肉轮养护，并按时开阖。

血轮：眼两眦为血轮，两眦外侧为锐眦（或名目外眦、小眦），两眦内侧为内眦（或名大眦）。眦头有肉如珠，属于火，内与心相应，心主血，因此两眦名为血轮。黄庭镜又认为火分为君、相二火：君火又称人火，通于目内眦；相火即是命门，又称天火，通于目外眦。

气轮：白睛属金，与肺相应，肺主气，故曰气轮。黄庭镜认为，气之周流，如环无端，而金性刚劲，故属金的气轮是五轮中最为坚固的。

风轮：黑睛属木，与肝相应，肝木主风气，故此轮名风轮。风轮又俗称神珠，至清至脆，不可触碰，其色晶莹，如小儿之目为正。其色黄浊者，是因饮食、七情所伤，气机郁滞，情欲耗血所致。又木春生夏长，根枝连理，人身筋系于肝，肝有相火，故相火亦寓此风轮之间。

水轮：风轮下一圈，收放自如者为金井（相当于西医学所说的"虹膜"），井内黑水曰神膏，有如卵白涂以墨汁。膏中有珠，澄澈而软，状类水晶棋子，曰"黄精"。以上总名瞳神，均属于肾。肾为水火真源，神光幽潜之所，神光通过瞳孔发越则能照视万物，而其余四轮均不能视物，唯有瞳神能明察秋毫，故此轮名曰水轮。

五轮与五脏相应，所以五脏的病变都可以引起眼部疾病的发生。黄庭镜对此做了详细的论述，将五脏病机导致五轮病变的机制一一指出。

首先，论述了肺的生理功能失常导致目病气轮的机制。黄庭镜指出，脏应五轮，但一归乎气。并引《内经》"诸气膹郁，皆属于肺"论，指出肺位至高，外主皮毛，六淫外犯，目珠先发红肿，为眵为泪。且火居金上，气满则妄动，金受火克，气轮愈赤。肺金气轮又围在肝木风轮外，金能胜木，其病辄病及风轮，风轮受损，瞳神亦自受损。肺主气，抑郁不舒，不时悲哭，则形容憔悴，双睛陷而不润，金水相生，导致内外神膏枯败。

其次，论述了心的生理功能失常导致目病血轮的机制。心主血，血在目为神火，过于思虑，而眼部血轮、气轮部位赤脉隐涩，脉粗不断，渐成胬肉，即所谓火生土。若再有外因激发感触，风火合病，便容易形成翳蚀之症。

再次，论述了脾的生理功能失常导致目病肉轮的机制。脾主肉，亦能暴发肿痛与疮疡。脾胃受损，则上病于目。

再其次，论述了肝的生理功能失常导致目病的机制。肝主风，开窍于目。若其人情志过激，善怒，怒则肝中相火上腾，上灼于目，头痛发热，甚至目生障膜，畏光多泪。症状类似于外感，但脉不浮数，病情反复，时好时坏。

最后，论述了肾的生理功能失常导致目病水轮的机制。肾主水，水热则沸，寒则冰，动辄乱明，静能照物。临证常见房劳伤肾，而导致眼病的。如果能善于保养，积气生精，炼精化气，就算是年老也目力不退，夜能读细书。如不善于保养，则容易导致肾元受损，精气耗竭，年未老而目昏花流泪，目力减退甚或失明。

黄庭镜还强调了辨治五轮在眼科临证诊治中的重要性。其指出，精液之体重浊，静而属阴；神气之体轻清，动而属阳；阴阳不和，则目病。而目病往往能在五轮各部表现出来，这叫"本病标现"。那么，临证就须详细诊查目病是从哪一轮开始，轮色如何，病机是在气还是在血，是属虚还是属实，如此才能准确诊断。

（二）八廓学说

八廓学说，最早出现于南宋。陈无择的《三因极一病证方论》，首次提出了"八廓"一词。《秘传眼科龙木论》中，则论述了八廓的具体名称及其与脏腑的关系。元朝医家危亦林的《世医得效方》也载有八廓，并为八廓配属了"天、地、水、火、风、雷、山、泽"的八卦名称，给每一廓配属了眼位。成书于明代前中期，托名孙思邈所撰的《银海精微》，又根据八廓各自所连属脏腑的生理特点，分别为八廓配属了各自的别名。如肝为养化之廓，胆为清净之廓，膀胱为津液之廓，胃名水谷之廓，命门为抱阳之廓，大肠为传送之廓，小肠为关泉之廓，肾属会阴之廓。又说："天廓属大肠，传送，肺金，乾卦。火廓属心，抱阳，命门经，离卦。地廓属脾胃，水谷之海，坤卦。水廓属肾经，会阴，坎卦。山廓属胆经，清净，艮卦。风廓属肝经，养化，巽卦。雷廓属心，小肠经，关泉，震卦。泽廓属膀胱经，津液，兑卦。"明末清初的《审视瑶函》，也记载了八廓学说，与《银海精微》稍有差异。

黄庭镜在《目经大成》中，指出眼部八廓即是八卦之位，以经络的连属，八廓各廓与各自相应的脏腑贯通相连。八廓能使目开合，有"开扩五轮"之意，故名之曰"廓"。

在八廓的名称、部位、脏腑相应等方面，黄庭镜进行了分别论述。特别是对八廓的名称，根据每一廓所对应脏腑的生理、卦象的特点，进行了重新命名。因此，八廓能反映各个脏腑的生理特点。

第一为行健廓。行健廓，在八卦之中为"乾"卦，乾卦为天；行健廓有"天行健，君子以自强不息"之意。此廓在眼部的部位主白珠，即白睛，白睛相当于西医学的结膜、球筋膜和巩膜组织。在脏腑连属上，此廓络通大肠之腑，在脏则属于肺。肺居于高位，在人身为华盖，故属于乾卦，行健廓亦属乾卦。肺为相傅之官，治节出焉；大肠为传导之官，变化出焉。肺与大肠互为表里，能上运清纯精气，下输糟粕浊气，一宣一降，分疏泾渭。故此廓名为"行健廓"。

第二为宣化廓。宣化廓在八卦之中为"坎"卦，坎卦为水。此廓在眼部的部分主神膏，神膏即眼球膏状水液的内容物，相当于西医学所说的玻璃体。在脏腑的连属上，宣化廓络通膀胱之腑，在脏则属于肾。肾为作强之官，技巧出焉；膀胱为州都之官，津液藏焉。肾与膀胱互为表里，肾主气化水液，膀胱气化推动则排泄尿液，肾之气主上升，膀胱之气主下降，水液由此宣通而气化，故此廓名为"宣化廓"。

第三为靖镇廓。靖镇廓在八卦之中为"震"卦，震卦为雷。此廓在眼部的部位为青睛，又名黑睛、乌睛，相当于西医学所说的角膜。在脏腑连属上，靖镇廓络通于胆之腑，在脏则属于肝。肝为将军之官，谋虑出焉；胆者中正之官，决断出焉。肝胆互为表里，在五行属木，木气主春生，故能鼓动萌发生生之机。又肝在志主怒，为将军之官，邪不能犯，靖镇四方，故此廓名为"靖镇廓"。

第四为虚灵廓。虚灵廓在八卦之中为"离"卦，离卦属火。此廓在眼部的部位为目内眦（大眦）。虚灵廓为离卦属火，五脏之中，心属火，与小肠互为表里，故虚灵廓在脏腑连属上，络通于小肠之腑，在脏则属于心。心为君主之官，神明出焉；小肠为受盛之官，化物出焉。心与小肠互为表里，主会通水火，心火下济则肾水上行，神明出焉，故此廓名曰"虚灵廓"。

第五为资生廓。资生廓在八卦之中为"坤"卦，坤卦为地。此廓在眼部的部位为下眼睑。在脏腑的连属上，资生廓络通于胃之腑，在脏则属于脾。脾胃为仓廪之官，五味出焉。脾与胃互为表里，主腐熟水谷与输布水谷精微，化生气血津液，保合太和，资养培补元气，犹如大地资生长养万物，有坤载万物之厚德，故此廓名为"资生廓"。

第六为育德廓。育德廓在八卦之中为"艮"卦，艮卦为山。此廓在眼部的部位为上眼睑。在脏腑的连属上，育德廓络通于命门，在脏亦属于脾。黄庭镜认为，脾又与命门相为表里，主氤氲化醇，长养万物，生而无灭，予而无夺，故名为"育德廓"。

第七为定光廓。定光廓在八卦之中为"巽"卦，巽卦为风。此廓在眼部的部位为金井，金井又名瞳神、瞳仁、瞳子，相当于瞳孔及瞳孔以内的晶珠、神光、真血、视衣、目系等有形无形之物。在脏腑的连属上，定光廓"经引髓海，络连肝膈"。髓海为水之源，肝膈为木之寄。肝膈与髓海互为表里，主血脉舒敛，舒则敷荣，敛生内照，从而产生目部的神光照视（视觉）功能，故此廓名为"定光廓"。

第八为成能廓。成能廓在八卦之中为"兑"卦，兑卦为泽。此廓在眼部的部位为锐眦，即目外眦（小眦）。在脏腑的连属上，成能廓"经走膻中，络及肾脂"。膻中为火之帅，肾脂则为体之充，膻中与肾脂互为表里，主宗气动息，故曰"成能廓"。

以上即为黄庭镜所论述的八廓，对于八廓的命名、连属、功能都有所阐述，较前代眼科医著更加详细。黄庭镜还用七律诗一首，概括了八廓，便于学者记忆。其诗云："气轮行健始天工，水游神膏宣化同，育德上胞山在位，资生下睑地归功，青睛靖镇须雷动，内眦虚灵任火通，再益成能锐眦泽，定光金井静无风。"

需要指出的是，黄庭镜八廓学说与前代八廓说有所差异，最为突出的表现在于八廓的脏腑配属上，"黜三焦，以髓海、膻中另配肝、肾、脂、膈"，这是黄庭镜的创见，是以《内经》藏象学说为基础，进而有所发挥和创新。

（三）眼科十二病因说及证治

《目经大成》对中医眼科学术的发展有诸多贡献，在眼科病因学说方面提出了重要的"十二因说"，将眼科病因归纳为因风、因寒、因暑、因湿、因厥郁、因毒、因疟、因胎产、因痘疹、因痞积、因他、无因而因等十二种。

1. 眼科十二病因说的内容

（1）因风

因风致病部分，其篇首有七言古体诗一首，以述因风病之大概——"风兮风兮来无由，未解吾恫添吾愁。表虚引入肌肤去，不病肌肤病目系，有致惊搐与偏㖞，或成上视死亡多。若夫六经因风作，痛攻先在头巅着，泪而风变医无济，外症得来仍不治。血虚血热亦生风，昏痒痛泪不和同，热盛风生祸较酷，一类凝脂一痘毒，君不见无风火不炎，病情虽逆药通参。"

诗中，黄庭镜认为，因风致病有外来风邪，亦有因血虚血热所生的内风。二者皆可引起眼科疾患，如惊搐、偏㖞、上视、头痛、目昏、目痒、目痛、目泪、凝脂翳、痘毒犯目等。风与火还可合而为病，热盛可生风，无风火不炎。在五行属性上，风属木，木属肝，肝窍在目，故本乎一气。木能生火，故久风多变热，火太盛则血耗损，久病气郁，郁又生火，火炎又生风，转转相生，导致眼科内外障翳各种病证。因此，"因风"之因实际还涵盖了与风火、风热为病有关的"因火""因热"病因。风火为病，日浅郁深则见㖞斜，郁浅日深则见翻睑，血虚筋急则见振搐，火邪乘乱则成内障，风腾血涌则见眦帏赤烂，结为瘀肉则如鸡冠。若再因误用香燥药物，又不戒酒色，更可导致阴亏火旺，火益炽而风弥烈，变为花翳白陷、凝脂翳等重症。治疗上，黄庭镜主张以调气为先，清火次之。否则，风不住而火不熄，目终无清宁之日。

黄庭镜在"因风"篇中，还论述了中风病，尤其阐发了真中风、类中风二者的异同。黄庭镜首先引用《内经》和《金匮要略》有关条文——"若夫中风之因，岐伯谓大法有四：曰偏枯，半身不遂而痛；曰风痱，身无疼痛，四肢不收；曰风懿，奄忽不知人；曰风痹，诸痹类风状也。《金匮要略·中风历节病脉证并治》云：寸口脉浮而紧，浮为虚，紧为寒，虚寒所搏，贼邪不泻，邪在皮肤，㖞僻不遂。在经络，肌肤不仁，邪入腑，不识人。入脏，舌难言，口吐涎沫。治用大小续命、西州续命、排风、八风等汤。"此为真中风。

以金元三大名医之刘完素（刘河间）、李东垣（李杲）、朱丹溪（朱震亨）为代表的后世医家论述的中风为类中风，非因真中风邪。刘完素认为，中风瘫痪，非肝木之风实甚，亦非外中于风，而是因调摄失宜，心火暴盛，肾水衰不能制心火，阴虚阳实，热气拂郁，心神昏冒，筋骨不用而卒倒无知。亦有因悲思等情志过极而致的，五志皆可化火，情志过激亦可致心火暴甚。治疗应以地黄饮子补其阴火，阴火治则阳火折服。刘完素主张中风是因火而致，反映了其火热论的思想。李东垣认为，中风猝然昏愦，不省人事，痰涎壅盛，语言謇涩，非外来风邪，乃本气自病。凡人年逾四旬，忧劳忿怒伤其气，多得此证。肥盛者，少壮间有之，亦是中气衰而使然。治疗上，应急用三生饮加人参一两。李东垣认为，中风病皆因中气虚衰而致，反映了其重视脾胃内伤的学术特点。朱丹溪认为，中风有气虚、有血虚，虚则生湿痰；左手脉不足及半身不遂者，以四物汤为主加姜汁、竹沥；右不足，以四君加之；气血两虚，总八物更加星、夏。可见，朱丹溪认为中风是因气、血、痰所致，反映了其重视气血痰郁病机的思想。

黄庭镜认为，刘完素、李东垣、朱丹溪三贤各发人所未发，一主火，一主气，一主痰，而中风无剩义矣。火、气、痰所致中风病，是类中风而非真中风。若辨之为风，则当从真中风治之；辨之为火、气、湿，则从类中风治之。

（2）因寒

因寒致病部分，其篇首亦有诗一首，以述因寒病之大概——"寒令伤人无火郁，直据大中成冷厥，循经以入渐而深，内邪逼出方发热，热煎既久了无寒，谓从寒变成何说。风寒伤中本无常，或入于阴或入阳，就向阴阳求活法，初终于足任端详"。

黄庭镜认为，伤寒为百病之祖，前代眼科专书往往忽略伤寒而不论，这是不适宜的。寒邪外犯，多循六经渐而深入，常可侵犯目珠，并可化为热证，临证治疗当以张仲景《伤寒论》六经证治为纲领。

六经之中，太阳经行于人身体表，邪入皮毛，先伤太阳，以恶寒、恶风、头痛、脊痛为主要症状特点。脉浮紧、无汗者为伤寒，治以麻黄汤；浮缓、有汗者为伤风，治以桂枝汤。阳明经为表之里，行于人身之前，阳明病以发热、恶寒、脉微大而长、鼻干、不眠为临证特点，治疗用葛根汤以解肌。少阳经为半表半里，行于人身两胁之旁，以耳聋、胁痛、口苦、寒热往来、脉弦数为主要临证特点，治以小柴胡汤和之。再为深入者，则为邪气入腑，如脉沉而有力，不恶寒反恶热，谵语，大渴，六七日不大便，则为热入肠胃，即正阳明病，轻者用大柴胡汤，重者用承气汤类，大便通则愈。邪气再为深入，则入少阴、太阴、厥阴三阴经，俱入脏而为里，治疗当辛温对症主治，不可凉散。若初起便恶寒，手足厥冷，或战栗，蜷卧不渴，兼之腹痛吐泻，或口出涎沫，面如刀刮，不发热，而脉沉迟无力，此为阴证，不从阳经传来，轻则附子理中汤、四逆汤，重则九转丹、回阳饮以温之。

黄庭镜还论述了假阴假阳证与真阴真阳证的病症特点与证治。假阴假阳证，如太阳病，头痛发热，脉当浮而反沉，又似少阴，治用麻黄附子细辛汤。又如少阴病，脉沉，应无热而反发热，又似太阳，须用甘草附子干姜汤。阴证可见四肢厥冷，阳证有时也可以见到。阴证是因寒，主以四逆汤。阳证是因阳郁，主以四逆散。阴证可见下利，阳证亦可见漏底。阴证用理中汤，阳证用黄龙汤。真阴真阳虚损发热，外在病情也与伤寒相似。如恶寒自汗，胸膈饱闷，若用补中益气汤则愈。又有类似伤寒面赤、口渴、烦躁证者，有因阴虚而致的，当治以六味地黄汤。又有下部恶寒足冷，欲饮而反吐，用方即于六味地黄汤加肉桂、附子、五味子等品治之。

（3）因暑

因暑致病部分，篇首诗云："大暑伤乎气，脉虚身则热，热极耗阴精，孤阳上飞越，忌下亦忌升，忌散复忌泄，此中有真意，高人参得得。"

黄庭镜指出，暑邪酷烈，易伤及人身之气与阴精，动静皆能中人。所谓暑邪静而中人，是因身居深堂高阁，过受凉风，或食用瓜梨鲜果，以致阴邪郁遏阳气，热气不能伸越，而见头痛肌热、肢节酸疼、心烦吐泻、恶寒无汗等症状，此为静而得之，名为逆暑，治以大顺散（干姜、肉桂、杏仁、甘草），不效则加人参、附子。所谓暑邪动而中人，是因长途跋涉，于日中行走，或因老弱农役炎蒸劳作，既耗元神，而又逼起真火，病见身热头痛、大渴引饮、汗大泄、恶热，此为动而得之，名为中暍。甚者，昏倒不知人，手足、背心微冷，或吐，或泻，或喘，吐沫，治疗急以二气丹同苏合香丸料灌下。病势稍退后，再予灵砂益元散、苍术白虎汤。如体质素虚者，可予清暑益气汤、补中益气汤加减。

黄庭镜还指出，暑病与热病相似。但二者的区别在于，热病脉盛、暑病脉虚。暑病治当调养元气而佐以解暑。若人呕吐甚，病情危笃，水米不入，入即吐，急用人参一钱、黄连三分、糯米一勺，浓煎候冷，徐徐咽下。尽一小盏，不吐，便可投药食矣，或炒盐煎水一杯亦效。

（4）因湿

因湿致病，篇首诗云："寒冬蒙雾春苦雨，劳人更涉空江水，秋夏炎威敞四溟，石泉收汗茶解醒，外而内，稔受湿，元气虚，湿邪入，入肺喘满生，入脾肿胀成，入肝身痛风湿搏，入肾体重寒湿搏，久湿入心变湿热，仍发肿痛与痎疟，湿淫肠胃为濡泄，湿阻气血倦怠绝，湿在皮肤则顽麻，强硬不仁居经脉，湿邪上游眼沿烂，或胀微疼眵不彻。吁嗟！湿令如此胡为医？清温而利见真机。"

黄庭镜指出，感受湿邪多因雨中或雾中行走，或涉水，或秋夏炎热时节为避炎暑，而身处湿冷之地，又本身正气不足，导致湿邪来犯。湿邪侵袭脏腑，入肺则见喘满，入脾则见肿胀，入肝与风邪相搏则见身痛，入肾与寒相搏则见体重，酿生湿热则见肿痛、痎疟，在肠胃则见濡泄，湿阻气血则倦怠，在皮肤则顽麻，在经脉则见强硬不仁，湿邪上游则眼沿烂，或胀微疼而眵多。

湿邪有在天之湿，如雨、露、雾是也。在天者本乎气，故先中表之营卫。有在地之湿，如泥、水是也。在地者本乎形，故先伤血肉筋骨。有饮食之湿，如茶、酒、乳、酪是也。夫饮食归水谷之海，故伤脾胃。有汗液之湿，为汗出沾衣，未经解换所致，伤人肌脉。再有血溺阴渍之湿，脾土自化之湿。阳盛则火盛，变为湿热。阴盛则水胜，化为寒湿。其症以发热恶寒、身重、自汗、筋骨疼痛、小便闭涩、大便溏泄、腰痛不能转侧、跗肿肉如泥、按之久久始起等为特点。

治湿之法如下。湿邪在上者，当以汗法，即《内经》所说的"湿淫所胜，助风以平之"，治疗以羌活胜湿汤。湿邪在下者，升而举之，阳气得升则愈，治疗主以升阳除湿汤。又有湿邪在下者，利小便，即李东垣所说的"治湿不利小便，非其治也"，治疗主以四苓散。又有湿邪在下者，引而竭之。湿从外入，本来伤阳，又过用渗湿之物，是重竭其阳。阳竭则精神萧索，而病情更加缠绵难愈。应改用辛温和剂，如平胃散、藿香正气散、理中汤、参苓白术散等补益之，自然湿气日除。

湿自内生，变化颇多，然总不离酸痛、秘涩诸证。黄庭镜认为，医者在治疗上应以意求之，以脉参之，以上述治法、方药消息之。湿热发黄，或有兼证，更须斟酌用药。又有痰湿者，则当求其本而治，辨生痰之源。

（5）因厥郁

因厥郁致病，篇首诗云："寒热薄煎食气血，尸痰蛔统名十厥，大知是症致命多，神珠卒尔病稀得，资身木火土金水，流行对待生无已，太过不及郁深沉，达发夺泄折能起。"

黄庭镜宗《内经》所论，指出郁病有五，即木郁、火郁、土郁、金郁、水郁。治郁应以"木郁则达之，火郁则发之，土郁则夺之，金郁则泄之，水郁则折之"为原则。

木郁达之，其所谓"达"是畅茂条达之意。肝性急，怒气逆胁，腋下或痛，火时而上炎。治以辛散，不愈则用逍遥散，或升散之品加厥阴引经报使药而从治之。久风入中为飧泄，则以清扬之剂四君子汤加桂枝、芍药举而散之。以上即所说的"达之"之法。有注解《内经》者认为，"达之"是"吐之"之意。黄庭镜指出，吐中虽有发散之义，但吐字不能赅括"达"字之意。

火郁发之，有《内经》注家注为"汗之"之意。黄庭镜认为并非如此，并列举李东垣升阳散火汤一方，认为"发之"是使穷其火势则已之意，"发"之意与"达"之意相近。且火在木中，木郁则火郁，即以达之之药发之，无有不应。

土郁夺之，有《内经》注家注为"下之"之意，如中满腹胀困甚，非咸寒峻下以劫夺其势，决不能平。黄庭镜则认为，若食塞胃中，厥逆，不省人事，不吐则死，当以吐为上夺，而衰其胃土之郁。正如《素问·阴阳应象大论》所言，"其高者因而越之"，这也是"夺之"之意。

金郁泄之，《内经》注家注为渗泄、解表、利小便等治法。但黄庭镜认为，肺主皮毛，纵诸气膹郁，解表则金气已达，若再加渗利，不惟已涉水郁，恐怕还会导致"虚其虚"而"郁愈郁"。

水郁折之，有《内经》注家注为"制其冲逆"之意。黄庭镜认为，此固是妙解，然调其气，太过者才可折之，以其有所畏，折之当需视具体情况而定。或用左右合归丸暖其肾气，气运则郁泄。或用补中益气汤升提肺气，使上窍开而下窍自通。或用建中汤助其脾土，以土制水。

金元四大家之中，朱丹溪最为重视郁病的研究。黄庭镜对此十分推崇。他引述朱丹溪之说："气血冲和，百病不生，一有怫郁，肇基于此。"（朱丹溪原话为"气血冲和，百病不生。一有怫郁，诸病生焉。故人身诸病多生于郁"。）认为朱丹溪是由此而倡六郁论的，即气郁、湿郁、热郁、痰郁、血郁、食郁。且认为六郁以气为先，气郁而成湿滞，湿滞而成热，热郁而成痰，痰滞而血不行，血不行而食不消，六者相因为病，并创制越鞠丸以治郁。后明代薛己因越鞠丸之理，而变逍遥散加减出入而治郁，黄庭镜认为尤为平允。

对于厥病，黄庭镜指出厥病有十，包括寒厥、热厥、薄厥、煎厥、食厥、气厥、血厥、尸厥、痰厥、蛔厥，统名十厥，并分别指出十厥的临证特点和主治方药。

寒厥：阳气衰乏，阴必凑之，患者五指至膝上皆寒。此乃寒逆于下，治疗主以六物附子汤、八物回阳饮等。

热厥：阴退则阳进，阴气衰于下，则阳往凑之。令人足下热，热甚则循三阴而上，治疗主以六味地黄汤。

薄厥：暴怒则火起，激血上行，令血郁于上，气乱于中，血气相搏而厥，治疗主以蒲黄汤。

煎厥：诸动属阳，烦则阳气张大，劳火亢矣。火炎则水干，故令精绝，是以迁延辟积至于夏月，内外皆热，孤阳飞越，如煎如熬。治疗主以人参固本丸。

食厥：饮食自倍，适有感冒，胃气不行，阳并于上，须臾昏迷，身半以上闷而热，或心烦，头痛，身半以下冷于冰铁，拥炉不热，此为食厥。若医以为是阴寒、中风而温补之，可能立毙。治疗须以阴阳淡盐汤探吐，呕吐食出即愈，或以平胃散加减，保和丸主之。

气厥：气为人身之阳，一有怫郁，阳气不能四达，故令手足厥冷，而致气厥。此与中风相似，但中风身温，气厥身冷。气厥治疗宜八物顺气散主之。

血厥：汗出过多，血少气并，血上不下，气亦壅塞，须臾昏仆如死。若气过则血还，阴阳复通，移时方寤，为血厥。妇人多患血厥，治疗宜用白薇汤、仓公散主之。

尸厥：五尸之气暴淫于人，乱人阴阳之气，形与气相离，不相顺接，则令人暴厥如死。以二十四味流气饮或苏合香丸主之。

痰厥：寒痰迷闷，四肢逆冷，以姜附汤主之，或主以理中汤。

蛔厥：吐蛔，亦可用姜附汤主之，或用乌梅丸。

（6）因毒

黄庭镜重视"毒"这一致病因素，将"毒"列为"十二因"之一。其所谓"毒"是指外科疮疡流毒攻及于目，其实讨论的多为外科疮疡所致之"毒"。其诗云："何事疡疮不罢，血气注留未谢，浊邪因此害清和，目病斯来也。道是酒肉淫，却似烟花惹，风流棒打始能痊，甘受几多下。"

黄庭镜认为，疮疡之作，皆由膏粱厚味，酒色劳郁，耗损真元，外邪袭入，朋党作奸，致血气注留，内无从泄，发为肿痛。外似有余而内实不足，如再加肝虚毒胜，必循目络。法当澄清毒源，毒去目自愈。治疗如下：肿高焮痛，脓水稠黏者，元气未损，仙方活血饮解之，次用托里消毒散；漫肿微痛，脓水清稀，元气衰弱，若用托里消毒散不应，则加姜、桂；脓出反痛，气血亏虚，用八珍汤加芪、桂；不生肌，不敛口，为中焦脾气虚，用四君子汤加芍药、木香；恶寒、憎寒，为阳气虚，用十全大补汤加姜、枣；日晡发热、内热，是阴血虚，用四物汤加参、术；欲呕、惯呕，是胃气虚，六君子汤加炮姜；自汗、盗汗，是心肾两虚，主以补心丹或都气丸；食少体倦，是脾气虚，主以补中益气汤加半夏、茯苓；喘促咳嗽，是脾肺虚，主以补中益气汤加麦冬、五味；欲呕少食，是脾胃虚，主以椒梅理中汤。腹痛泄泻，是因虚寒，用椒梅理中汤（乌梅易附子）；小腹痞，足胫肿，是脾肾虚，用十全大补汤加枣皮、山药；若五更泄泻足冷，则为虚寒，再加香附；热渴淋闭，为肾虚阴火，主以加减八味丸；喘嗽淋秘，为肺肾虚火，用加减八味丸及补中益气汤。黄庭镜还指出，大凡疮疡而怯弱之人，不必分其肿、溃，唯当先补胃气，以托里消毒散加减。

（7）因疟

"因疟"，指病疟目病，病目疟病，反复变迁而言。其诗云："无痰无食不成疟，风寒外感仍能作，惟火渗秋金，邪魔入却深，脾寒肾气瘁，疟住还下痢，反复陷春阳，阴霾目减光。"

黄庭镜认为，疟病的成因，如《内经》所云"夏伤于暑，秋必病疟"，是因夏月冒暑，肺渴引水自救，过饮则阳明受湿，而热邪畏不敢发，伏而成祸。至秋金令行，暑温乘燥而出，被凉风一吹，二者复为所郁，既为所郁，必虚中而侮寒水，三经合病，阴阳混战，寒热往来，按期而发。发则头痛心烦，骨节酸痛，或呕或渴，神魂无主，虽汗过渐止，而肌肉已暗暗销脱。疟病有寒多热少、热多寒少、一日一发、间日一发、一日两发，子后午前、午后子前、先寒后热、先热后寒，但寒不热之牝疟、但热不寒之瘅疟，辨治要区分在阴在阳、邪深邪浅，医者应详细诊查。

疟病治法：疟疾无汗者要发汗，以散邪为主；疟疾有汗者要止汗，以扶正为主。可予青皮饮、麻桂饮随证加减。若胃中有郁痰伏结，则用草果饮。若不效，当用补中益气倍柴胡加半夏、生姜，或建中汤、归脾汤。热盛寒少，加牡丹皮、栀子。久疟用前方俱无效者，可予八味丸、九转丹治之。

（8）因胎产

"因胎产"，指孕妇产后或未产而生目病。其诗云："为产血下阴已脱，浑身阳气随萧索，窍虚风动外邪并，五邪颠连疾其作，再加人事日相催，目病等闲年命薄，未产如病号兼胎，元自阴阳否塞来，邪恐有余正不足，医人须另出心裁。"

黄庭镜指出，孕归临产时，百脉沸摇，困苦不堪，产后又血气俱伤，身体虚弱，一切外邪乘虚侵犯，正衰邪盛，内外交攻，而经脉精华渐萎，自容易导致目病。治疗上当微和大补，用人参养荣汤、人参补胃汤、艾人理血汤等加减，不可滥用寒凉法及辛散法，也不可拖延病情，导致气乱血凝而病情深入。

若怀胎之时，治疗尤须谨慎，孕妇中州否塞，阴阳间隔，火上水下，故目病同时足亦肿胀。目多假实证，而足为真虚寒证。治疗用保胎流气饮、正气天香汤等。

（9）因痘疹

"因痘疹"，指因患痘疹而致目病。痘疹即天花，在清代是常见的传染病。其病酷烈，常致不救，而且易病而损目，故黄庭镜将此列为"十二因"之一。其诗云："痘疹元无种，平生只一遭，火威酷若吏，风利快如刀，作害侵空窍，攻坚入不毛，收成犹故我，造化小儿曹。"

黄庭镜指出，天花为毒最重，若罹患天花，并发眼科等他科疾病也会十分危重。人生禀受以来，蕴积诸邪，深入脏腑。毒内攻者痘疹必坏，毒上升者必损眼目。其症"有为流泪、赤烂，有为凝脂、黄液，有为花白、聚星，有为星月翳蚀，继则有凸者、焦者、冰瑕者、蟹睛者，有转风为㖞斜、为振跳牵引者"。

（10）因疳积

疳积，亦是引起小儿目病的常见原因。黄庭镜指出，疳者，甘也，是肥腻美味致病。凡小儿并无伤寒、疟疾，却发热，烦渴，肌肉渐渐消瘦，筋青发竖，腹满不利，白珠带青，或黄，或枯瘁，黑睛浑浊，色如死后，抱轮微红，怕亮不睁，眼睑频眨，眵泪如糊，风轮上有白膜，膜上旋起黑晕，甚至失明者，即是疳眼。皆由脾胃虚败，不能运行饮食，或饮食不常，损及脾胃，生痰生热，转风转虫。治疗宜消积、消毒、杀虫，用保婴丸、治中宣化丸，使疳去而目徐瘥。

（11）因他

"因他"，是指因其他病证而累及于目者。如伤寒热郁，蒸损瞳神。又如，真阴销灼，精绝昏盲，阳气烦劳则张，热胜目视㸌乱或妄见。又如，痰证之晕厥，火证之痛涩，气证之结郁，血证之赤疼，皆可因病而病目，治疗应审因论治。

（12）无因而因

"无因而因"，是指目不应病而病，此多为先天所致之病。如雀目、近视、残风、天旋、处子血怯、小儿肾虚等，皆先天所受，与后天调摄无关。

2. 眼科十二病因说的源流与特色

中医学对病因的认识和研究很早，先秦时代即有秦国名医医和提出"六气病源说"。《内经》对各种内外病因的论述十分详细，《灵枢·百病始生》将病因分为三部——喜怒不节伤脏，风雨伤上，清湿伤下。东汉名医张仲景，则提出了病因三大纲领，载于《金匮要略》中。晋代葛洪在《肘后备急方·三因论》中，将病因分为内疾、外发、它犯三种。南宋永嘉医派名医陈无择，在《金匮要略》的基础上，明确提出了内所因、外所因、不内外因的"三因学说"。

对于眼科病因，陈无择在其"三因学说"基础上，于《三因极一病证方论》中，提出了眼科三因学说。所谓："病者喜怒不节，忧思兼并，致脏气不平，郁而生涎，随气上厥，逢脑之虚，侵淫眼系，荫注于目，轻则昏涩，重则障翳，眵泪胬肉，白膜漫睛，皆内所因。或数冒风寒，不避暑湿，邪中于项，乘虚循系以入于脑，故生外翳，翳论中所谓青风、绿风、紫风、黑风、赤风、白风、白翳、黄翳等，随八风所中，变生诸证，皆外所因。

或嗜欲不节，饮酒无时，生食五辛，熟啖炙爆，驰骋田猎，冒涉烟尘，劳动外精，丧明之本，所谓恣一时之游侠，为百岁之固愆，皆不内外因。治之各有方。"宋元时期的眼科专著《秘传眼科龙木论》，及明末清初眼科专著《审视瑶函》，皆赞同陈无择"眼科三因学说"，两书皆全文引用了陈无择《三因极一病证方论》中关于"眼科三因"的论述。

元代眼科医著《原机启微》，则将眼科分为"十八病"，包括淫热反克、风热不制、七情五贼、劳役饥饱、血为邪胜凝而不行、气为怒伤散而不聚、血气不分混而遂结、热积必溃、阳衰不能抗阴、阴弱不能配阳、心火乘金水衰反制、内急外弛、奇经客邪、为物所伤、伤寒愈后、强阳抟实阴、亡血过多、斑疹余毒、深疳为害等。"十八病"，实际也是十八种病因病机，对后世眼科有一定影响。

《三因极一病证方论》《秘传眼科龙木论》《审视瑶函》等书提出的"眼科三因学说"，是在中医各科通用的"三因学说"基础上发展起来的，虽然能涵盖临床一切病因，但对于眼科专科来讲，并不能完全切合眼科特色。主要表现在以下两点：

第一，失之于简，未指出眼科的某些特殊或者重点的病因，如由他证损目转化而来的眼科病证。

第二，眼科三因之说，未直接落实到眼科临床证治之上，难以直接指导眼科临床方药的运用，而《原机启微》"十八病"又太过繁琐，且"十八病"中既包括了病因，又包括了病机，相互杂糅。

黄庭镜在《目经大成》卷二病证部分，提出的"十二病因说"，较为符合眼科临床实际，且对临床各科都有一定指导意义。其主要特点如下：

第一，《目经大成》"眼科十二病因"，涵盖了陈无择"眼科三因"，因风、因寒、因暑、因湿四者相当于外所因，厥郁相当于内所因，其他病因相当于不内外因或他病所转变的病因。

第二，《目经大成》指出了因疟、因胎产、因痘疹、因疳积、因他等一些他病及目的常见病因，如痘疹、疳积等导致目睛受损为眼科临床常见。

第三，《目经大成》指出因先天因素可导致眼疾，即所谓"无因而因"，并将其提到眼科十二大病因之一的地位上来，这一认识超出前代医家，值得肯定。

第四，"十二病因"中，有些病因体现了眼科自身的特色，如因毒；有些指出外科疮疡与眼科有密切联系，眼部疮疡肿痛为眼科常见病证，如因疳害眼等。

综上而言，《目经大成》"眼科十二病因"，在眼科病因学说上具有较为重要的学术地位，其不若陈无择"眼科三因"简略，亦不若《原机启微》"眼科十八病"繁琐，详略得当，可以很好地指导中医眼科临床，值得深入探讨和研究。

（四）眼科温补思想

黄庭镜的《目经大成》，是中医眼科具有代表性的重要著作之一，向以风格鲜明、敢于突破前人定见、针砭时弊等特点著称。黄氏眼科临证能够超迈前人，不落窠臼，对于当时眼科医界陋习敢于针砭时弊，尤其是对时医抱定"目不因火则不病"的教条而滥用寒凉降火的现象予以驳斥，倡导张介宾、赵献可诸家温补之说，在眼科温热治法一途独树一帜，成为中医眼科温补派的第一家。

黄庭镜的眼科温补思想，反映了明清温补学派对眼科专科的影响，以及清代眼科基础理论的发展，黄氏眼科辨证论治的学术特点。黄庭镜阐发命门学说、突破"目不因火则不病"的陈规，重视眼科温补治法，纠正当时眼科医界滥用寒凉的不良习气，在眼科专科范畴内引入明代温补学派思想，更是其重大创举。继《目经大成》之后，清代嘉庆年间顾养吾的《银海指南》，清光绪年间刘松岩的《目科捷径》，晚清郑钦安的《医理真传》

《医法圆通》，民国孙本端的《眼科奇书》，近代陈达夫先生的《中医眼科六经法要》，都对眼科温补治法及温热治法的研究做出过诸多贡献，而黄庭镜的《目经大成》，实为眼科温补派或眼科扶阳派的开端，有承启和开创的意义。

然而，目前学术界对于眼科温热治法的研究重视不足，对黄氏眼科温补思想更是罕有论及者。深入探讨《目经大成》的温补思想，对深入研究温补学派的学术内涵、明确温补学派对专科理论的影响、促进中医眼科基础理论的发展、倡导眼科临床辨证用药、纠正眼科临床上滥用寒凉的不良风气，都具有重要指导意义。

1. 阐发命门学说，益火之源

"命门"一词，最早出自《内经》，在《内经》中原指目。《难经》中，命门则指右肾，并言命门为精神之所舍、原气之所系。金元时代，刘完素、张元素、李东垣等医家对命门有所论述，大都认为命门与肾相关，且相火出于命门。进入明代中后期，温补学派兴起，孙一奎、张介宾、赵献可诸家对命门均有所研究。孙一奎认为，命门为肾间动气，是人体气化之根。张介宾指命门为人身之太极，居两肾之中，兼具水火，藏先天元阴元阳，化生后天阴阳精气。赵献可亦认为，命门在两肾之间，流出一身之水火阴阳。明代温补学派，对命门的研究较为深入，且对临床温补治法方药具有切实的指导意义，对后世影响深远。

眼科作为中医学重要的专科之一，其理论一直伴随着中医基础理论的完善而发展。在黄庭镜《目经大成》之前，包括《秘传眼科龙木论》《原机启微》《银海精微》《证治准绳·目》《审视瑶函》等眼科名著，对命门理论的论述和应用不多，而到了黄庭镜所处的时期，由于明代温补诸家巨大的影响，命门学说的内涵开始向眼科范畴扩展，黄庭镜便是全面将命门学说引入眼科的第一家。

《目经大成》卷首与卷一，有多篇医论论及命门。如卷首中有"太极阴阳动静治病"图表，卷一中有"内景图说""水火说赞""治病必求其本论"等篇。黄庭镜论命门，多引述张介宾、赵献可之论。如《目经大成·十二经络贯通气血并手厥阴、手少阳改错》中，即摘引赵献可《医贯》原文，来阐述命门的生理意义和特点。其曰："命门，阴中之阳，元气之精，生发之原也，不独专守相职。譬诸鳌山走马之灯，拜者舞者，行者走者，皆此一点真火以致之，此火一灭，万象无有。"《目经大成·内景图说》又云："命门即在两肾曲并中间，主持诸气，陶养真火……赵养葵全部医书，以真火为宗旨，而加意于命门。"《目经大成·远视》则云："火之原，命门真阳是也。"由于命门是一身元气之根，目作为人身的重要组成器官，与命门关系亦至为密切。《目经大成·五轮》中说："命门，相火也，天火也，通于锐眦。"《目经大成·八廓》则说："艮为上睑，络通命门。"命门不仅是真阳相火根源，且在部位上与眼部相通，这就决定了命门的生理病理变化，必然影响到眼部的生理病理变化。

因此，在眼科临床证治方药上，命门学说便具有了指导性意义。

"近视"一症，黄庭镜认为其与命门元阳不足有关，并以七言诗云："双睛近觑是生来，不是生来却祸胎，真火不明真气弱，真阴一点亦危哉。瞳神远见足元阳，视短孤阴自葆光。"治疗上则明确当"益火之源，以消阴翳"。

又有以"目于夜间无灯无月，若电光闪焰，倏然见物。交睫则一片白光横于眼外，通宵不辄，甚而白光中恍惚能见指动"为主要症状特征的"电光夜照"一症，黄庭镜以五言诗指出其病机："黑夜无风雨，电光何自得，骄阳越命门，神珠显灵魄。摊书章句分，隔座人面识，莫快目重离，青盲犯在即。"可见黄庭镜认为电光夜照与命门真阳浮越有关，所谓"一缕不绝真阳，未能摄养阴水，反随邪上走"。治疗上从而主张温补命门真阳，以大补元煎送加减八味丸或驻景丸。

黄庭镜除在病证论述上引入命门学说外，在八味肾气丸、六味丸、九转丹等方剂的方义阐发中，亦注意应用命门学说，这在古代眼科文献中是不多见的。

2. 擅用温补治法，反对寒凉

眼科疾病，历来认为火热证多、虚寒证少。如金代名医张子和亦善治眼科疾患，曾总结眼病特点说："目不因火则不病。"指出了眼科多见火热证的这一特点。清代以前的眼科文献，如《秘传眼科龙木论》《原机启微》《银海精微》《审视瑶函》等，在眼科各症的病机论述上，也多着眼于实火、虚火，选方用药多从疏风清热、清肝泻火、滋阴降火、养血填精等法着手，而对温热类药物、温补类药物的使用极其有限。受张子和"目不因火则不病"的著名论断与历代眼科医著的影响，后世眼科医家也往往各承家技，不加辨证，抱定"目不因火则不病"的教条，盲目地将眼科各证皆断为火热，凉药杂投，滥施清降。

由于目位居于人身上部体表、又为肝所开窍的生理特点，以及火性上炎的病理特性等原因，眼科临床诚以火热证居多，但阴证、寒证亦有十之二三。若遇阴证、寒证，不加辨别，妄认为火，滥用寒凉，则会给临床带来极大的弊端。黄庭镜有感于当时一般眼科医生滥施寒凉的现象，在其著《目经大成》中，将张介宾、赵献可等温补学派名家的温补心法引入眼科，辨证施治，广泛应用。黄庭镜在《目经大成·制药用论》中，指责不加辨证而滥用寒凉的医者说："今之庸医，但见目病，即作火治。或难之，谬引非热不发、非寒不止之说为据，讵知本科有许多阴盛阳衰、假热假寒，当用甘温滋养之属，曷可独言是火而概施寒剂也？"实是对当时眼科滥用寒凉陋习的当头棒喝，这种针砭时弊、实事求是的精神当属难能可贵。

黄庭镜还对张子和"目不因火则不病"的论断进行了深入剖析，他认为不应该机械地抱定这一论断，而应该客观看待、具体分析。如在阐述"覆杯"一症的病因病机时，黄庭镜即指出："张子和曰：目不因火则不病……但治疗之法，有寒凉以降火，有补水以配火，有添油以济火，有填灰以养火，有滋阴以制火，有培木以生火，有抽薪以退火，有沃水以灭火，有升阳以散火……故子和又曰：能治火者，一句可了。"黄庭镜并未全盘否定张子和的说法，但是对这一说法的内涵进行了拓展，衍生出了寒凉降火、补水配火、添油济火、填灰养火、滋阴制火、培木生火、抽薪退火、沃水灭火、升阳散火等诸多治法。其中，补水配火、添油济火、填灰养火等法，即是借鉴于张介宾、赵献可等温补医家，已将狭义的治火上升到了广义的治火层面上来，尤其针对了真阳不足、元气亏虚、虚阳浮越于上而致的假热虚火病机实质。

因此，在《目经大成》中，张子和"目不因火则不病"的"火"已经不仅仅局限于实火与阴虚火旺之火，而扩展到了虚阳浮越等更为广泛的范畴中来。黄庭镜还在《目经大成·治病必求其本论》中指出："火之原，与真精相为运用；火之邪，游行于外，与元气势不两立。故有火者，必元气伤者半，阴水亏者半，正治益炽，从治乃息。"这是对李东垣阴火论、温补学派水火论的发挥，正是论述了阳虚阴盛，阴邪逼出坎宫之阳，以致虚阳浮越一证，其所谓"正治"即是清热降火，"从治"即是温阳潜降、引火归原之法。因抓住了病机的实质，自然"从治乃息"。

在眼科各症之中，黄庭镜将温阳之法发挥得极为灵活，为前人所未逮。对暴风客热、眦帷赤烂、瞳神缩小、气翳、黄液上冲等传统认为火热证居多的病证，黄庭镜也指出"十中间有一虚寒"，训诫勿忘温补一法。如在论暴风客热时指出："又或选胜湖山，留心声伎，患成此症，始进补中益气汤加蔓荆子、防风；倘若脉沉迟，再加生姜、附子，继则神效黄芪汤，终与培元散，生熟地黄丸饮合瘥。"在论眦帷赤烂时指出："或以六君子为主……

寒湿加附子、干姜。"在论黄液上冲时指出:"十中间有一虚寒,入手须参、芪、桂、附温散,舍症从脉。"

在论述瞳神缩小时,黄庭镜更是敢于指出前人之不足。元代眼科名家倪维德认为,瞳神缩小为"强阳抟实阴之病",治疗以抑阳酒连散等清热降火除湿,而黄庭镜则认为,瞳神缩小是"因劳伤精血,阳火散乱,火衰不能鼓荡山泽之气生水滋木,致目自凋",治疗应"大补气血,略带开郁镇邪,使无形之火得以下降,有形之水因为上升,其血归元,而真气不损,或挽回一二",并举一瞳神缩小医案予以证明。案中,黄庭镜诊察患者脉沉迟而涩,处以人参养荣汤及张景岳理阴煎等温补之药,患者病情稍好转,但病患亲属,后仍以倪维德方降火除湿,遂致其失明。

除外,在气翳证中,黄庭镜也附有温补得效案例。黄庭镜表兄之次子,年十六,长夏病风热赤肿,前医生治疗痊愈后,双目又得气翳,状如死人眼怕看,昼视如夜。黄庭镜诊其脉乱,又问得有腹满不思食、口渴需饮而小便多诸症,因悟前医寒凉过甚,邪虽去而脏气大损,遂予附子理中汤加当归、黄芪,傍晚予左右合归丸,十五日全清。黄庭镜后又遇一气翳患者,仍以补中益气汤、夜服八味地黄丸而使之愈。后又遇一疗翳妇人,亦以补中益气汤合加味逍遥丸,及归脾汤加附子、防风等药而使之愈。

由此可见,黄庭镜是治眼科病而善用温补者,能正确看待"目不因火则不病"的旧论,敢于突破前人藩篱,其要全在于辨证论治准确。

3. 眼科八阵类方,温补为首

黄庭镜由儒入医,有着坚实的儒学功底。因此,其对朱丹溪、张介宾等儒医颇具好感,学术上亦多宗其学,尤其对于张介宾温补之学大加赞赏,在眼科病因病机、治法、方药等各个方面,都受张介宾影响较深。《目经大成》3卷,卷一为医论部分,多引用命门之说,并且列有"增易景岳补和攻散寒热固因八阵小引"医论一篇,引用了《景岳全书·新方八略》的全部内容；卷二为病症部分，亦旁采张介宾水火之论；卷三为附方部分，则几乎全盘依照张介宾古方八阵、新方八阵之例，将眼科常用方剂分为补、和、寒、热、攻、散、固、因等八阵与外治一类。八阵中，黄庭镜尤其重视补、热两阵，将补阵列于卷三上部之首，将热证列于卷三下部之首，补阵之方在八阵中数量最多、篇幅最长，足见黄庭镜对眼科温补类方剂的重视程度。黄庭镜在临证中，亦常用张介宾左归饮、右归饮、理阴煎、七福饮、大补元煎等补益新方。如治疗迎风落泪用左归饮，治疗无时泪下用二气左归丸，治疗气翳用左右合归丸，治疗睑靥、瞳神缩小用理阴煎，治疗目暗、痰核用七福饮，治疗睛凸、电光夜照、目血、雷头风用大补元煎等。

《目经大成》卷三之附方部分，收录方剂 228 首。其中，既有历代名方和历代眼科良方，亦有作者自己的经验方。书中不仅列出 200 多首方剂的方名、组成、制法、主治，还对每一首方剂的方义进行了详尽解析，这在古代眼科专著中是不多见的。黄庭镜方解中，又以补、热两阵方剂的方解较有特色，对于眼科如何应用温热药、补益药，有较大的参考价值。

如其解释全真一气汤说："地黄、白术，先后天首选之品，功专补脾阳肾阴，但性质燥湿不协。妙在五味、麦冬、牛膝引入肺金，则纳气而滋化源，相克正所以相成。再有人参、附子驱驾药力，帮助真元，自然火交于下，水布于上。既济之象一得，燥涸偏胜之势敛矣。诚土中藏阳，水中补火之良方也。一切虚劳发热，喘嗽，吐衄，服清热消痰等剂致目赤痛如锥，进此不惟对症，而病本可冀潜除。"方解中蕴含医理，探讨了药物的药理特性、配伍原理，并指出了"服清热消痰等剂致目赤痛如锥"的适应证，便于学者把握。

其余，如解释加减八味丸，师法赵献可龙雷之火医论；从五脏功能解艾人理血汤，从三阴解张介宾七福饮，以命门真火说解九转丹，以自身亲历的暴盲医案解白通汤。其以脾肾命门说解释四神丸、助阳活血汤（人参、当归、黄芪、甘草、柴胡、白芷、防风、蔓荆子）时，强调"治眼之药，多半苦寒，服之太过，则真元不能通达九窍，生脉收缩耳"等，皆各具特色，在眼科专著中独树一帜。

黄庭镜

临证经验

一、金针拨障术 🦩

白内障是眼科常见病，是指随着年龄增长而晶珠（晶状体）逐渐混浊，视力缓慢下降，终致失明的眼病。中医学将本病称为圆翳内障，又根据晶珠混浊的部位、形态、程度及颜色等不同，而分为浮翳、沉翳、冰翳、横翳、散翳、枣花翳、偃月翳等。黄庭镜在《目经大成》中，将本病称为"内障"，载于卷二下中，并分为圆翳、滑翳等。

（一）金针拨障术的历史沿革

在古代，白内障历来为疑难病证，药物治疗较为困难，但少数临床眼科医生掌握了金针拨障这一眼科手术，这是当时治疗白内障最为有效的治疗方法。金针拨障术起源于古印度，大约南北朝时随着佛教的传播而传入我国。北魏所译佛经《大般涅槃经》中记载："百盲人为治目，故来造诣良医。是时，良医即以金錍决其眼膜，以一指示向言：'见不？'盲人答言：'我犹未见。'后以二指、三指示之，乃言少见。"《梁书·鄱阳王恢传》载："后又久有目疾，久废视瞻，有北渡道人慧龙下针，豁然开朗。"《外台秘要》"天竺经论眼"中说："（白内障）此宜用金錍决，一针之后，豁若开云而见百日。"杜牧《樊川文集》也记载了眼医周师达、石公集行金针拨障之术。唐代刘禹锡、鉴真法师等也都曾接受过金针拨障术的治疗。

另外，唐代许多著名诗人，在诗著中都曾谈到古印度眼科及其金针拨障之术。如杜甫的"金錍空刮眼，镜像未离铨"；白居易的"案上漫铺龙树论，盒中虚贮决明丸。人间方药应无益，争得金篦试刮看"。刘禹锡则有著名的《赠眼医婆罗门僧》："三秋伤望眼，终日泣途穷。两目今先暗，中年似老翁。看朱渐成碧，羞日不禁风。师有金篦术，如何为发矇。"李商隐《和孙朴韦蟾孔雀咏》云："约眉怜翠羽，刮目想金篦。"直到北宋苏东坡，都还有《赠眼医王生彦若》一诗，盛赞金针拨障术说："运针如运斤，去翳如拆屋。"

中医眼科医著对金针拨障术亦多有记载。如《秘传眼科龙木论》有"金针一拨云飞去，朗日舒光五月天"之句。《审视瑶函》中亦有金针拨障术手术方法的记载，然较为简略。对该术式记载较为详细的当数《张氏医通》《目经大成》两部著作。尤其是《目经大成》，成书于《张氏医通》之后，纠正了《张氏医通》中关于金针拨障术的一些错谬之处，论述更为完备，作出了巨大贡献，是研究金针拨障术的重要眼科医著。

黄庭镜指出，金针拨障术是当时治疗白内障的有效方法。其诗有言："无故双睛白似银，失明久作已亡身，神仙不泄天机妙，漫把金针暗度人。偶尔从高跌下，无意被人一打，神水挠而浑，年久凝成翳也。不怕不怕，自有金针在者。"可见黄庭镜对本术式的推崇。

值得一提的是，金针拨障术在古代是一种难以掌握的手术方式，掌握的人并不多，能得一见者往往叹为观止。据《闽台医林人物志》所载，黄庭镜的故乡福建，在明末清初时，就曾有掌握了金针拨障术的眼科高手蔡元真。蔡元真为福建同安人，曾遇异人授以针术及诸奇方，往往起人痼疾。曾入循州，循州推官吴愈圣眇一目，元真知其刚直，造门使针之，睛光忽转而能视。监司某目亦废，急邀元真，元真亦以药石愈之。可知，早于黄庭镜半个多世纪，福建即有能行金针拨障术的医家的记载。虽然掌握金针拨障术的医家很少，但千余年来，这一眼科手术在民间也一直薪火相传。

（二）《目经大成》的内障病因病机论

黄庭镜在"内障"一节，重点介绍了金针拨障术的手术方法。同时，对白内障的临床特点、病因病机也进行了分析阐述。其指出，内障病的特点是目无病失明，金井之中，有翳障于神水之上。初起目昏，次视惑，次妄见，甚乃成翳，色白或微黄，或粉青状，如星，如枣花，如半月，如剑脊，如水银之走，如膏脂之凝，如油之滴水中，如水之冻杯内。名曰圆，曰横，曰滑，曰涩，曰浮，曰沉，曰破散，曰浓厚，先一目得，病情继续发展，则两目皆有。

内障的病因病机，皆由五味、四气、七情、六欲不知节之所致。归纳起来则有四点：五脏有偏胜，众腑失调候，弱阴艰强理，虚阳无补法。"五脏有偏胜"是指心、肝、脾、肺、肾各遂其初，以乐天和，一脏或有余，四脏俱不足。"众腑失调候"是指胃、胆、大肠、小肠、膀胱各司厥职，少违功令，为燥为淫。"弱阴艰强理"是指天水不下，地水不上，急而欲滋之，遂使龙雷见。"虚阳无补法"是指壮火食气，气食少火，是曰阳无根，益之欲令实，翻致不能禁。根据四点病因病机的不同，则有脏病、腑病、弱阴病、虚阳病四种不同发病机制。

心者，五脏之专主；目，其窍也，又为肝之窍。肾主骨，骨之精为神水。肝木不平，内夹心火，神水莫制，为势妄行，上为内障，此为脏病。腑脉系络于脏，循于目，其精气亦上注而为目之精，精之窠为瞳子。瞳子受伤，则系络乃败，邪火乘之，上为内障，此为腑病。黑水神珠法于阴，白眼赤脉法于阳，阴伴阳齐故能视，阴微不立，阳盛亦孤，上为内障，此为弱阴。劳役过多，心神倦怠，相火代行其事，相火一衰，百脉沸腾，上为内障，此为虚阳病。脏病者，气亏血损，邪中之则神光自现而精散，精散则视歧，故以一为二。腑病者，痰停火扰，邪中之则随眼系以入于脑，入脑则目眩以转，故视定为动。阴弱者，视觉微昏，常见空中有黑花，久则视渺、视近，神水淡绿色、淡白色，已而纯白则不见。阳病者，视物惑乱，状类不一，甚则若萤若电，时发时止，神水变色如前。然虽有脏、腑、阴、阳属病之分，而障成则一。

（三）金针拨障术的适应证与禁忌证

金针拨障治疗白内障，亦有其适应证和禁忌证。黄庭镜就此总结如下。

首先是适应证：目不赤痛，左右并无头风，瞳子不欹不侧，阳看能小，阴看能大。年未过六十，过六十而矍铄，知昼夜，见影动，皆可针拨。凡此则不能。

其次是禁忌证，主要包括以下几点：

第一，其翳黄如橙，红如朱，清如水晶，昏暗如羊眼，绿如猫睛者；

第二，外看无一毫犯禁忌，针入翳坚如石者；

第三，沉泊黄精者；

第四，韧如皮膜，碎一孔而不能者；

第五，着针睛珠病皱不胜力者；

第六，通睛沉陷，针难转拨者。

以上六点，皆不可强为针拨。从现代的观点看，以上多为同时患有眼的并发症，或白内障未成熟，或白内障已过期等情况，故不适宜手术。

术前针具的选用，亦为重要。黄庭镜认为，选针应用金针，取金与金合，不伤肺气，犹磁石引铁之义。必须用上好赤金子打造，长可六七分，大惟与缝衣针并，针尖略钝，不可大利。下用银钳一管，长五分。以象牙锉柄约三寸半，紧斗入内，通体水磨圆直。平素金针要珍重收藏。行针之时，还要注意卫生，手术场所要庄严肃穆，不可喧哗，医者要平心静气。

（四）《目经大成》针拨八法

对于金针拨障术的施行方法和过程，黄庭镜描述得更为细致。其将具体操作概括为以下"八法"。

一曰审机。"患者以冷泉洗眼毕，正襟危坐椅上，靠定头项，勿令转动。两手搦珠，心无妄想。如拨左眼，医师用左手大指、食指分开眼皮，即就二指捺住白睛。次用右手大指、食指、中指执针，令紧而直。名指略按眼眶，庶可动而察轮，静而观廓。"以上是指手术时患者应采取的坐态体位，用冷泉洗眼局部麻醉，以及施术医生在手术前的持针姿势和固定病人目珠的方法。

二曰点睛。这一步骤是描述手术进针部位的选择和进针的方向和手法。黄庭镜指出，手术进针部位应为风轮与锐眦相半的正中。

三曰射覆。"针锋深入无碍，即近黄精，慢慢斜回针柄，会须进不招愆，退而得所。"指进针后将针柄向颞侧倾斜，使针尖进入虹膜之后、晶状体之前的位置。

四曰探骊。"针泊黄精，如意运用，使不晕不悸，不妨直自内寻，横从外觅。"指金针进入虹膜之后、晶状体之前的位置后，继续进针指向瞳孔区。

五曰扰海。"神龙即见，雾雨潜兴。闭目片刻，则风雷自息。然后重截云头，轻收虹脚。"指拨障针到达瞳孔，将整个白内障拨下。

六曰卷帘。"障虽拨落，开手自能上去，必加力掉下，又放上来。务期上而不高，下而到底。"指白内障在经"扰海"拨落后，如又重新浮起，则需再度拨落。务使白内障拨落到下方，不再浮起为止。

七曰圆镜。"翳净用针干于金井中央、周遭浣涤。细看睛内，神水澄澈，颜色指动，一一映照，自尔远可识人，近能鉴物。"指白内障已被拨落，不再浮起，停针在瞳孔中央，检查瞳孔是否正圆、明亮如镜，被拨下的白内障位置是否合适，亦可询问患者是否能看见人物。

八曰完璧。"回针将障送至护睛水内尽处，迟迟出针之半，少息再出，恐障复还原位。切莫缓在半日，急于一刻。"指手术过程顺利，效果良好，后须缓缓将针柄抽出一半，如内障不再浮起，则全部出针。

以上即是黄庭镜针拨八法的全过程。

黄庭镜还说，八法之中，六法易传，唯独射覆、探骊两法巧妙，需要学者心灵手敏，深造自得则久而得之。另外，治疗内障中的圆翳、滑翳时各有技巧。"圆翳，非谓方圆之圆，乃两重相粘，中央夹有浊水，犹包子壁钱之象。凡针拨动荡，却不能脱落者是。须针锋望巽廓空中一刺，其浊水滚滚下流，或溢出于金井之外。再竖针，向内打圆按下，则瞳子了然矣。滑翳，亦非光滑之滑，乃圆翳未结。针入能散能聚，散之则大珠小珠上下交流，聚之仍合而为一，如水银之走。本症不多见，针拨亦难以奏效。"

金针拨障术，是治疗白内障的有效方法，直到 20 世纪 80 年代，本术式在白内障的临床治疗中仍广泛使用，并由著名中医眼科专家唐由之进行了改良。黄庭镜《目经大成》对发扬和推广金针拨障术作出了巨大贡献。

二、《目经大成》外治方药经验

重视外治方药，是中医眼科的特点之一。早在《秘传眼科龙木论》中，便收载了大量的眼科外用方，如七宝膏、摩风膏、娑婆石散、洗眼汤、蕤仁膏、摩翳膏、通顶石南散、曾青膏、通利膏、通神膏、冀州郭家明上膏、春雪膏、定光朱砂膏、紫金膏等。《原机启微》《证治准绳·目》《审视瑶函》在《秘传眼科龙木论》的基础上又有发展和进步。如《审视瑶函》收载的外用方，有黄连芦甘石散、龙脑黄连膏、蕤仁春雪膏、摩障灵光膏、消翳复明膏、金丝膏、洗眼金丝膏、摩风膏、七宝膏、吹霞散、翠云锭、实热生疮搽药方、土疳敷药方、紧皮膏、五灰膏、起睫膏、洞见碧霄、摩顶膏、紫金膏、敷烂弦眼方、一绿散等。这些外用方在组成、配伍、主治、制作工艺上，都比《秘传眼科龙木论》的记载更加详尽和广泛。

黄庭镜临证经验十分丰富，青年时代又曾游历江湖，师从民间医生，故掌握了不少眼科秘技。《目经大成》卷一下，便有"诸药外治"一篇，收载眼科"外治方药十九首"（实际为二十首，第十五首紫金膏正文后附有"简易自然膏"一首），包括照乘珠、金茎露、胭脂雪、芙蓉镜、绛雪丹、昭容膏、元霜、霹雳火、一剑锋、飞熊丹、空青石、夜光璧、三制辟尘粉、八宝丹、紫金膏、琼玉膏、景云根、封睑六神饼、洗眼及时雨等。这些外用方，吸取了前代眼科外用方之精华，用药广泛而制作工艺复杂，适应面也更宽，堪称集前代之大成，有很大的临床使用价值。本节拟就《目经大成》外用方药进行探讨。

（一）外用方的药物组成

《秘传眼科龙木论》《审视瑶函》所收录的眼科外用方，组成少则一两味，多则十来味，而《目经大成》二十首外用方用药更为广泛，少则数味，多则近三十味，药物品类涉及植物类药、动物类药、金石类药、人部类药等。所使用的药物大约如下。

1. 植物类药

植物类药，有羌活、细辛、白芷、薄荷、黄连、黄芩、黄柏、大黄、胆草、胡黄连、麻黄、荆芥穗、川芎、当归、山漆（三七）、红花、苏木、琥珀、牡丹皮、地黄、赤芍、紫草、薏仁、干姜、乳香、没药、雪梨汁、胭脂（红粉）、血竭、乌梅肉、黑枣肉、川花椒、花椒叶、樟脑、冰片、荷叶、青榄核、赤小豆、麻油、芙蓉花、土郁金、川贝母、杏仁、竹沥、苦参汁等，共计四十多味。这些药物按功效又分为以下几类。

（1）疏散风邪类

疏散风邪类药，包括辛温疏散药与辛凉疏散药，如羌活、细辛、白芷、麻黄、荆芥穗、薄荷、薏仁等。《目经大成》外用方金茎露使用了羌活、细辛、白芷、薄荷；霹雳火使用了羌活、细辛、麻黄、薄荷叶、荆芥穗；洗眼及时雨使用了荆芥穗、薄荷叶、细辛；昭容膏、元霜、霹雳火使用了薄荷叶。《本草纲目》载羌活治"一切风并气，……头旋目赤疼痛"；细辛能治"风眼泪下"，辛温能散，"头面风痛，不可缺此"；白芷能治"目赤胬肉"，"疗风通用，其气芳香，能通九窍……所主之病不离三经，如头目眉齿诸病，三经之风热也"。麻黄能"通九窍，调血脉……散赤目肿痛"。荆芥能"散风热，清头目"。《本草纲目》还载有《龙树论》方，治"头目诸疾，一切眼疾，血劳，风气头痛，头旋目眩"，方以荆芥穗为末，每酒服三钱。薄荷能"清头目，除风热"，外用可治眼弦赤烂。蕤仁能养肝明目、疏风散热，《本经》用以明目，治"目赤痛伤泪出"，眼科多有运用。盖目在头部，至高至颠之处，唯风可到，眼科疾病以风邪为患的因素较多，故眼科外治方也多用疏风类药。《目经大成》说："质轻而气味辛香者则消风，荆芥、薄荷、细辛是也。"

（2）苦寒泻火、清热凉血类

苦寒泻火、清热凉血类药，包括黄连、黄芩、黄柏、大黄、胆草、胡黄连、苦参汁等苦寒类药，以及牡丹皮、地黄、赤芍、紫草等凉血药。眼科多热证，且目窍通于肝，故眼病又多见肝火上炎之证。黄庭镜还说"久风能热"，故眼科外用方也多用此类药。如金茎露、芙蓉镜、昭容膏、一剑锋、紫金膏用黄连；霹雳火用黄连、黄柏、黄芩、大黄、胆草、胡黄连；洗眼及时雨用黄连、黄柏；金茎露用地黄、紫草；霹雳火用牡丹皮、地黄、赤芍药等。

（3）活血散血、疏通解郁类

目为上窍，五脏六腑之络皆上络目珠，故眼科多郁滞之证。因此，《目经大成》中的外用药，多配伍活血散血、疏通解郁类药物。包括活血类的川芎、当归、山漆、红花、苏木、牡丹皮、乳香、没药、胭脂、血竭等；解郁疏通的土郁金、川贝母、杏仁、竹沥、赤小豆、青榄核、荷叶、乌梅肉、川花椒、花椒叶、樟脑、冰片等。疏通解郁药多为化痰、行气、利湿、辛散、开宣之品，郁邪解则气血通。《目经大成》在"封睑六神饼"条下说："急以生地、芙蓉花、土郁金清其肌表，表解则毒散；杏仁、贝母、赤小豆疏其壅塞，塞通则血行。"

除以上各类药物之外，还有如"一剑锋"对辛热药干姜的运用，配伍黄连、冰片、熊胆，大辛大热，寒凉而无凝滞之虞，也颇具特色。

2. 动物类药

动物类药，有熊胆、牛黄、狗宝、麝香、鸡子清、白蜜、牛胆、羊胆、鲭鱼胆、蚺蛇胆、鹿胆、虎胆、虎睛、鹰眼、鹰屎白、鹰爪、蛛黄、青娘子、文蛤、穿山甲、象牙、象皮、獖猪爪、羚羊角、犀牛角、蝉蜕、蛇蜕、鸡雏蜕、蚕茧、夜明砂、海螵蛸、黄蜡、白蜡、石决明、珍珠、珊瑚、熟猪油等。共三十余种。

其中与动物"胆"有关的药物，有熊胆、牛胆、羊胆、鲭鱼胆、蚺蛇胆、鹿胆、虎胆等，大多有明目、祛翳障的功效。盖肝开窍于目，胆与肝互为表里，故古人多用"胆"治目疾。正如李时珍在《本草纲目》"羊胆"条下所说："肝开窍于目，胆汁减则目暗。目者，肝之外候，胆之精华也。故诸胆皆治目病。"《本草纲目》记载：熊胆，能"平肝明目去翳"，用于"赤目障翳"等疾患；牛胆，能"平肝明目"；羊胆，"明目……点赤障、白翳、风泪眼"；鲭鱼胆，"点暗目，涂热疮，消赤目肿痛"，主治赤目障翳等目病；蚺蛇胆，主治"目肿痛……明目，去翳膜"；鹿胆，能"消肿散毒"，等等。《目经大成》外用方中，对动物胆类药的运用较为广泛，如照乘珠、芙蓉镜、一剑锋、飞熊丹用熊胆，紫金膏用羊胆，金茎露用熊胆、牛胆、羊胆、鲭鱼胆、蚺蛇胆、鹿胆、虎胆。

与动物"眼"有关的药物，有虎睛、鹰眼。《本草纲目》记载，虎睛能"明目去翳"，鹰眼"和乳汁研之，日三注眼中，三日见碧霄中物"。《目经大成》外用方中，金茎露使用了虎睛、鹰眼。

《目经大成》外用方，还广泛使用了爪、牙、角、甲、皮、壳、蜕等动物药。如三制辟尘粉一方，便广泛使用了穿山甲、象牙、獖猪爪、鹰爪、羚羊角、犀牛角、蝉蜕、蛇蜕、鸡雏蜕、蚕茧等。这些药品，大多有明目祛翳之功，《目经大成》多以之外用祛翳。黄庭镜说："目之生翳犹镜之蒙尘，初可拂拭，久则必须磨砺，一经伤损，磨亦不能如旧，纵具照妖却病之神，未免瑜不掩瑕，故兹三制法粉，用治上是人是证，不曰去翳，第谓辟尘，善夫。"

另外，《目经大成》还用麝香"拔毒散风"，蛛黄、鹰屎白"毒而攻坚"（其中鹰屎白，古人多用之以去瘢痕。如清初张璐《本经逢原》说："古圣触物致思，专取鹰之屎白灭伤挞痕……后人推而广之，用以涤除目中宿翳，吹点药中咸用之。"故黄氏眼科外用方亦用此品），文蛤、海螵蛸、黄蜡、白蜡以收湿，夜明砂明目、去翳障等。

3. 金石类药

金石类药，有玛瑙、水晶、玻璃、白玉、石蟹、金箔、银箔、硼砂、元明粉、青盐、风化硝、朱砂、水银、轻粉、牙硝、白矾、明雄黄、雄精、紫色石燕、矾红、硝石、石碱、番硇砂、绿矾、铜绿、白砒、炉甘石、古钱、古镜、沙青、红矾、磁霜、磁青、黄丹、赤石脂、花蕊石、朴硝、胆矾、月石等。近四十种。

其中，玛瑙、水晶、玻璃、白玉，与上文提到的琥珀、珍珠、珊瑚为贵重珠宝，多有明目退翳之功。古人认为目珠至为贵重，有如珠宝有光华而不染纤尘。故常使用上述珠宝研为细末，外用以治疗目疾。如《本草纲目》指出：玛瑙"主目生障翳，为末日点"；水晶"熨目，除热泪，亦入点目药"；玻璃"能安心明目，去赤眼，熨热肿，摩翳障"；珊瑚"去目中翳，消宿血……点眼，去飞丝"；琥珀"明目摩翳"；珍珠"点目，去肤翳障膜"。白玉，古人多外用以消瘢痕。《目经大成》外用方中，照乘珠使用了珍珠、琥珀、珊瑚、玛瑙、水晶、玻璃、白玉，空青石使用了珍珠、珊瑚，芙蓉镜使用了珍珠。

其余金石之品，亦大多有明目或祛翳障、消肿痛之功。如硼砂、赤石脂、花蕊石，消障翳；玄明粉、月石，明目，泻火，消肿痛；青盐明目，《普济方》单用本品化水点眼，治疗风眼烂弦；风化硝，《本经逢原》以本品和人乳外用点眼，治疗眼睑赤肿；朱砂，《本草纲目》记载用本品外用点眼治疗目生障翳、目膜息肉、目生胬肉等目疾；牙硝，《本草纲目》用于"去赤肿障翳涩泪痛，亦入点眼药中用"；硝石，《本草纲目》载以本品外用点眼治疗赤眼肿痛、眼目障翳；白矾，《本草纲目》载外用本品点眼治疗目翳胬肉、目生白膜、赤目风肿、烂弦风眼等疾；绿矾，外用点眼治疗眼暴赤烂、烂弦风眼、倒睫拳毛等目疾；雄精，"即雄黄之上品……能辟邪而去垢"；石燕，能疗眼目翳障；石碱，外用疗风热赤眼；番硇砂，"去目翳胬肉"；铜绿，《本草纲目》载能"明目，去肤赤息肉，主风烂眼泪出"，外用治疗烂弦风眼；炉甘石，《目经大成》载能"收湿去翳，兼能解毒"，并誉之为"眼科外治之圣药"，《本草纲目》谓本品能"明目去翳退赤，收湿除烂。同龙脑点，治目中一切诸病"。古钱、古镜，《目经大成》曰："先朝古钱及镜，久埋地中，不意获得，拭去泥土，研如尘，此可遇而不可求……钱与镜本铜掞生铁铸成，性能克木，年代既久，气质尽化而精英愈灵。"古方常用古钱、古镜研磨外用以明目、祛翳。黄丹（即铅丹），《本草纲目》载外用点洗目部，可治疗赤目翳障等疾。

《目经大成》外用方，对以上具有明目、祛翳障、消肿痛作用的金石类药物运用十分广泛。如绛雪丹，使用了矾红、硝石、石碱、番硇砂；昭容膏，使用了绿矾、铜绿；飞熊丹，同时使用了雄精、玄明粉、硼砂；空青石，使用了炉甘石、白砒、石蟹、铜青、金箔、银箔；八宝丹，使用了硼砂、炉甘石、朱砂；琼玉膏，使用了赤石脂、花蕊石、炉甘石、轻粉；景云根，使用了水银、牙硝、白矾；洗眼及时雨，使用了青盐、朴硝、胆矾、铜青、月石。《目经大成》可谓集前代眼科外用方之大成。

4. 人部类药

人部类药，有红铅、白铅（人乳粉）、少妇梳下乱发须（或小儿胎发）、小儿脐带、人指甲等几味。红铅"乃室女初次经水，取法用新棉花厚铺马布上，渍透扭下，换花复渍，至尽晒干"。《目经大成》认为，本品"属处子天癸，取其真阴，以制骄阳"，照乘珠一方用之。白铅即人乳粉，制法"挤一碗倾瓷盆中，裂日逼干"。《目经大成》认为本品可润燥，《本草纲目》载人乳"疗目赤痛多泪……去目中胬肉……点眼止泪"，《目经大成》中，照乘珠、芙蓉镜、紫金膏、简易自然膏等眼科外用方皆用之。少妇梳下乱发须（或小儿胎发）制法为"烧灰存性"，《目经大成》认为其可利血，元霜一方用之。小儿脐带，《目经大成》元霜一方用之，本方用于"两睑赤烂"一病。黄庭镜认为，小儿脐带能补其形，使肌肉顿生。人指甲，《目经大成》三制辟尘粉一方，用本品蜜炙成粉，认为本品能祛障翳。《本草纲目》载"怀妊妇人爪甲，取末点目，去翳障"，并用人指甲刮末、研细末或烧灰点目，治疗飞丝入目、瘢痘生翳、目生花翳等眼科疾患。

（二）外用方的配伍特点

《目经大成》中的二十首眼科外用方剂，配伍精当，用药繁复，但有理路，往往一首方就针对了复杂多样的病证及病因病机，在用药配伍的复杂程度方面，超越了前代眼科专著的外用方。其配伍特点，归纳起来有如下几点。

第一，疏风药与清热药的配伍。目居于上，头部为诸阳所会。肝开窍于目，又因火性炎上及肝体阴而用阳等因素，风邪犯目容易化热，或素体阳热，同气相招，风火毒邪易外犯于目，故疏风与清热常为并举。因风火相招，热极生风，辅以疏风药物，势在必然；使用清热类药物的同时，辅以疏风药，又可襄助火邪的疏散，清热而火邪不致凝滞。如霹雳火中，黄连、黄柏、黄芩、大黄、胆草、胡黄连，与羌活、细辛、麻黄、薄荷叶、荆芥穗同用。

第二，疏风清热药与凉血散血药的配伍。外邪犯目，阻滞目中经络，易出现血络不畅的病理因素，又易化热，瘀热并见。故若血气流畅，则有助于外邪疏散。凉血药物又可防火热之邪与苦寒之品伤及阴血，同时可清透血中之热。活血药配伍疏风药，又可有疏散之功，促进瘀血消散。黄庭镜说："品汇虽杂，不外散血疏风，清热润燥。"如金茎露中，羌活、细辛、白芷、薄荷、黄连，与当归、地黄、紫草、乳香、没药、胭脂汁同用；霹雳火中，黄连、黄柏、黄芩、大黄、胆草、胡黄连、羌活、细辛、麻黄、薄荷叶、荆芥穗，与川芎、当归、三七、红花、苏木、牡丹皮、地黄、赤芍同用；芙蓉镜中，黄连、牛黄、玄明粉、熊胆，与血竭、乳香、没药同用。

第三，清热药与行气、化痰、解郁、开窍药的配伍。眼科多见热证，故眼科外用药中，清热药运用较为广泛。但苦寒凝滞，容易闭阻眼目络脉，影响气血津液的运行。且"诸脉者，皆属于目"，眼部络脉丰富，又目为玄府，气液宣通、津液运行正常也十分关键。因此，稍有外邪犯目，则容易出现络脉郁阻，甚至气液停滞成痰。故清热药多配伍行气、化痰、解郁、开窍药。如封睑六神饼中，配伍杏仁、贝母、赤小豆、土郁金；照乘珠、芙蓉镜中，配伍麝香。

第四，祛翳障除用疏风退翳的植物类药外，还多选用动物类、金石类药，如动物类药中的穿山甲、象牙、猯猪爪、鹰爪、羚羊角、犀牛角、蝉蜕、蛇蜕、鸡雏蜕、蚕茧、琥珀、珍珠、珊瑚等，金石类药中的玛瑙、水晶、玻璃、白玉、硼砂、赤石脂、花蕊石、炉甘石、古钱、古镜等，人部类药的人指甲等。

第五，多配伍化腐生肌消肿类的药物。眼科多风热郁结成毒，损伤络脉后易伤气血，化生火毒肿溃疮疡类眼病。故《目经大成》眼科外用药中，亦常配伍化腐生肌消肿类药物。如照乘珠、八宝丹，配伍乳香、没药；飞熊丹、八宝丹，配伍冰片、硼砂；琼玉膏，配伍赤石脂、花蕊石、炉甘石、象皮、乳香、没药；封睑六神饼，用芙蓉花、土郁金，等等。

第六，寒热并用。主要包括辛温疏风药与苦寒泻火药同用，温热药与清热药同用。这种配伍特点，使清热而不凝滞，有助于邪气的消散。如前文所谈到的疏风药与清热药同用，疏风药多选用的是羌活、白芷、细辛等辛温疏散之品。另，一剑锋方中，在黄连、熊胆、冰片中配伍干姜，大热大寒，确实是黄庭镜别出心裁的眼科外用方配伍心法。

（三）外用方药的制法与剂型

《目经大成》眼科外用二十方，在药物的炮制方法上也颇为繁复精细，在制作工艺上，比前代眼科外用方药有了巨大的发展和进步。其外用方药的制作方法，包括了研、杵、碾、捣、筛、洗、浸、煎、蒸、煅、淬、炙、晒、滤汁、水飞、升炼、制霜等。还记载了红铅、白铅、红粉、风化硝、古钱、古镜等一些特殊药物的制取方法。兹举例说明如下。

研：在《目经大成》外用方中应用十分广泛，主要是把药物研细、研匀。如芙蓉镜，将麒麟竭研极细；一剑锋，将川黄连研细末；照乘珠，将珍珠、琥珀、珊瑚、玛瑙、水晶、玻璃、白玉、石蟹等品研极细后再水飞。

杵：主要用于制作丸药、药饼。如照乘珠，将诸品杵匀作丸如莱菔子大；昭容膏，将绿矾、铜绿、文蛤、乌梅肉、黑枣肉先用白蜜拌并蒸烂后，再杵融为丸芡实大；封睑六神饼，将芙蓉花、土郁金、生地黄、川贝母、杏仁、赤小豆诸品洗净或用竹沥浸透后杵如泥。

碾：如霹雳火，将石胆碾碎。八宝丹方下，黄庭镜更加详细地叙述说：

"凡一切入眼丹药，须小心碾筛，总以手捏不响，齿啮无沙为则。"

捣：如芙蓉镜、空青石等方，将炉甘石捣碎装罐再煅；霹雳火，将诸品捣成粗末再煎煮。

筛：如空青石，所用炉甘石要捣碎再筛；三制辟尘粉，要将诸品炙粉、水飞、研细后再筛，以提高药粉的精细程度，便于点目。

洗：如封睑六神饼，要先将芙蓉花、土郁金、生地黄三物洗净；胭脂雪，制作红粉，也要先将荸荠削皮后洗净。

浸：如霹雳火，要将二十味药捣成粗末后，再用无灰酒一大瓶浸两昼夜；封睑六神饼，将川贝母、杏仁、赤小豆用竹沥水浸透。

煎：主要用于取药物的汁液、煎煮混合诸药、药物的定型等，本法的应用也较为广泛。如金茎露，先将羌活、细辛、白芷、薄荷、黄连、当归、地黄、紫草、蕤仁等药煎水过滤取汁，再入乳香、没药、硼砂、元明粉、青盐复煎，再入白蜜、雪梨汁、胭脂汁煎极稠；芙蓉镜，将黄连煎浓汁滤清；洗眼及时雨，将青盐、朴硝、胆矾、铜青、荆芥穗、薄荷叶、细辛、黄连、黄柏、月石等品煎汤一罐以熏洗目部。其余，如霹雳火、紫金膏、琼玉膏、封睑六神饼等方，也都用到此法。

蒸：如昭容膏，先将绿矾、铜绿、文蛤、乌梅肉、黑枣肉用白蜜拌，蒸极烂后再进行后续加工。

煅：如芙蓉镜、空青石、八宝丹，制炉甘石法，将炉甘石捣碎罐装煅熟；景云根，煅石膏；绛雪丹，制取矾红，将青矾明大者进行煅炼；夜光璧，制古钱、古镜法，先将古铜器用巨火煅过后再淬。

淬：见于夜光璧制古铜钱、古铜镜法，先将古铜器用巨火煅，再用醋淬使碎。

炙：如元霜，用小儿脐带先炙酥；琼玉膏，将象皮略炙研粉；三制辟尘粉，将蝉蜕、蛇蜕、鸡雏蜕、人指甲、蚕茧用蜜炙成粉。

晒：如照乘珠制红铅、胭脂雪制红粉，都要用晒；霹雳火煎煮稠汁后，也要晒干；夜光璧制蛛黄、青娘子，也都要晒干。

滤汁：主要用于过滤药汁，如金茎露、胭脂雪、芙蓉镜、紫金膏、封睑六神饼等，都用到此法。

水飞：用于取药物的极细粉末，便于点目。如照乘珠，用珍珠、琥珀、珊瑚、玛瑙、水晶、玻璃、白玉、石蟹，研细后都要水飞。此外，芙蓉镜用白矾、炉甘石、玄明粉、牛黄、明雄黄、珍珠、石蟹、石燕，飞熊丹用雄精；夜光璧用古钱、古镜，三制辟尘粉用石决明，八宝丹用硼砂、海螵蛸、炉甘石，琼玉膏用赤石脂、花蕊石、炉甘石、轻粉等，亦都要用水飞法。

升炼：如制外用方景云根，即用到此法——"水银、牙硝、白矾各一两，将硝矾研细，置锅内，轻轻放水银于中央，青瓷碗覆盖，上镇以重器，用煅过石膏八两，研筛，醋调略湿，傍碗口周遭填实，勿令泄气，然后打叠炭火，好生安顿炉上，听火自红，稍烬加炭急鼓，觉锅与碗热甚，去上压之器，泻火于碗目干二三次住火，其药上升成丹"。

制霜：见于胭脂雪一方中制风化硝法——"新秋取大苦瓜刳去穰、实玄明粉于中，悬当西北风处，冬月其霜自出，即风化硝"。

《目经大成》所载外用方剂型，有丸（照乘珠）、散（胭脂雪、芙蓉镜、绛雪丹、元霜、一剑锋、飞熊丹、三制辟尘粉、八宝丹）、膏（金茎露、昭容膏、霹雳火、紫金膏、琼玉膏、简易自然膏）、丹（空青石、夜光璧、景云根）、饼（封睑六神饼）、外洗汤剂（洗眼及时雨）等。

（四）外用方的主治病证

《目经大成》二十首眼科外用方的主治病证较为广泛。各方主治病证如下。

照乘珠：治年高人及稚子暴得翳障，及痒涩昏惑、微赤有眵等。

金茎露：主治视物不清爽，可散血疏风、清热润燥。

胭脂雪：主治目昏微赤、时作痒痛。

芙蓉镜：点眼之通剂，可凉平收湿、清热泻火、利血散气。

绛雪丹：主治风热不制之病所致血障赤脉久久不愈。

昭容膏：主治眦帏赤烂及风湿热所致疮疥、赤烂、痒痛等。

元霜：主治两睑赤烂、眵泪痒痛者。

霹雳火：主治风热上壅所致两目赤肿、痛涩难开，及残风厚障、病形俱实而能耐毒者。

一剑锋：主治目暴赤肿、畏明痒涩、泪热眵多、脉浮数者。

飞熊丹：主治天行赤热等。

空青石：主治风轮障翳。

夜光璧：主治翳障实而未滑，空青石不能净尽者。

三制辟尘粉：一切脆嫩浮障，畏明能睹，及小儿与产妇不耐毒攻者。

八宝丹、紫金膏、琼玉膏、景云根、封睑六神饼、洗眼及时雨，则用于治疗眼科痒痛、肿毒、湿烂、翳障、漏睛、烂弦、覆杯等。

由于各方用药主治较为广泛，因此临床应用也较为广泛。

（五）外用方的命名特点

《目经大成》外用方的命名颇具特色，既富有文采、具有丰富的文化内涵，又能准确地说明方剂的功效、形色等。主要特点如下。

第一，以方剂的形色命名，如胭脂雪、芙蓉镜。胭脂雪，以红粉胭脂为主药，配以白色透明如雪的风化硝、冰片，药物的颜色因此显现出偏淡的胭脂红色，故名胭脂雪。黄庭镜说胭脂雪"爰本其德色以名方"。芙蓉镜，由朱砂、白矾、黄连汁、玄明粉、牛黄、明雄黄、珍珠、石螃（或紫色石燕）、血竭、人乳粉、金箔、银箔、熊胆、麝香、乳香、没药、冰片等组成，色如芙蓉而又有光泽，故名芙蓉镜，"曰芙蓉镜者，盖兼质与色而名然"。

第二，以夸赞方剂的功效而命名，如昭容膏、霹雳火、一剑锋、飞熊丹、三制辟尘粉、封睑六神饼、洗眼及时雨等。昭容膏，主治眦帏赤烂，用药后能使容光焕发，故名之。此正如黄庭镜所说："可清热而润燥，再合元霜，交互调燮，自而病根净尽，丰采豁然，故曰昭容。"霹雳火，主治风热上壅所致两目赤肿、痛涩难开等，即"用疗上症，如霹雳震烈，无坚不破，无邪不毙，故名"。一剑锋，主治暴风客热所致目暴赤肿、畏明痒涩、泪热眵多等，"一剑锋者，喻其风利，可御暴而不可尝试云"。飞熊丹，主治天行赤热等，"有如飞熊击犬，所向无前，为借其能以名方"。三制辟尘粉，可治翳障，犹如拂去镜上蒙尘，故名"辟尘"。封睑六神饼，主治肉轮肿如杯覆、蚌合等眼睑病患，故名"封睑"。洗眼及时雨，为眼部熏洗剂，故名。

第三，以夸赞方剂的珍贵而命名，甚至大量使用历史典故。如照乘珠、金茎露、绛雪丹、元霜、空青石、夜光璧、八宝丹、紫金膏、琼玉膏、景云根等。

照乘珠一方，由珍珠、玛瑙、珊瑚、琥珀、水晶、玻璃、白玉、石蟹、熊胆、牛黄、狗宝、红铅、白铅、冰片、麝香等珍贵药材组成，方名典出《史记》。《史记·田敬仲完世家》："魏王问曰：'王亦有宝乎？'（齐）威王曰：'无有。'梁王曰：'若寡人国小也，尚有径寸之珠照车前后各十二乘者十枚，奈何以万乘之国而无宝乎？'"后世以照乘珠喻指光明而能照亮车乘的宝珠，黄庭镜用之比喻药物的宝贵。

金茎露方名，则典出古代"金茎花"的传说。据《杜阳杂编》《太平广记》等古籍所载，离中国数万里之外有仙岛，名曰沧州，岛上有花名金茎花，如蝶，每微风至，则摇荡如飞，妇人竞采之以为首饰，且有语曰："不戴金茎花，不得在仙家。"《目经大成》外用方金茎露点眼，能散血疏风、清热润燥，"凡视不清爽，用新羊毫笔蘸少许，点入轮廓，沁下咽喉，有如秋夜沆瀣，清芬逼人，故曰金茎露"。黄庭镜以"金茎"比喻本方的珍贵性。

绛雪丹、元霜两方方名，则典出六朝仙话小说《汉武帝内传》。《汉武帝内传》记载："其次药有九丹金液，紫华红英，太清九转，五云之浆，元霜绛雪，腾跃三黄。"元霜、绛雪为传说中的仙药名，黄庭镜以此为方剂名，是用来说明方药的宝贵，有如仙丹灵药。"丹名绛雪，其仙药之微乎""命名元霜，倘亦地行仙，石鼎中之丹煤欤"。

其余，如空青石、夜光璧、八宝丹、紫金膏、琼玉膏、景云根，也都是用来比喻方药的珍贵性，"非比其色，盖自喜而自重之意云"。

综上，《目经大成》所收录的这二十首眼科外用方，从药物组成、配伍、主治、制作工艺上都皆远超前代，较前代的《秘传眼科龙木论》《审视瑶函》更加完备，堪称集前代眼科外用方之大成，具有很高的学术价值和临床实用价值，值得后世学者和临床医生重视。

三、方药八阵心法

《目经大成》共计3卷，第3卷为方药，收录了眼科常用内治方228首。黄庭镜将所收录之方，仿《景岳全书》"新方八阵""古方八阵"，分为补、和、寒、热、攻、散、固、因八阵及外治类方，还对收录的方剂从主治、方义等方面加以解析。方药八阵内容，占到全书三分之一。黄庭镜认为，处方用药如用兵，如同体现各种兵法。古人用方药味少而用量重，犹如兵法中的劲兵、正兵，如行军神速的飞龙阵与翔鸟阵，直逼敌人中军；而近代医家用量减轻而药味增加，犹如兵法中的疑兵、奇兵，声东击西，多多益善。对于这两种情况，黄庭镜更加赞同用药精当、药味不多者。黄庭镜受张介宾影响较大，故依照张介宾"古方八阵"与"新方八阵"，编录了眼科方剂八阵。

（一）补阵

《景岳全书·古方条序》中，论述补阵说："存亡之机，机在根本，元气既亏，不补将何以复？故方有补阵。"黄庭镜将其略加改动，云："存亡之几，介在真元，亏而不盈，何以为用？汇补方。"此与张介宾原文意思基本一致，细微差异在于将"根本"改为"真元"，将真元视为人体根本；将"元气既亏"改为"亏而不盈"，"亏"乃指病机，新增"盈"，可视为治法。《目经大成》补阵，收录四君子汤、四物汤、八珍汤、十全大补汤、人参养荣汤、补中益气汤、全真一气汤等补益类方剂45首，并一一加以解析。其代表方如下。

1. 四君子汤

组成：人参、白术（略漂去油，晒干，蜜拌炒）、茯苓（人乳渍，蒸）、甘草（蜜炙，或剉片蜜拌炒）。

方解：黄庭镜以此方主治症见目色枯瘁、声息低微、开视无力、脉来濡小的眼科病证。黄庭镜认为，自然界的运动以气为主，血以配气，气治则生，气凝则病，气乱则危，气绝则死。目色枯瘁、开视无力是气虚所致，又加声息低微、脉来濡小，则更加明确属气虚之证。黄庭镜指出，方中人参清润，能补五脏元气；白术辛温，能补脾胃中气；茯苓淡渗，渗中焦之浊气；甘草甘平，调和诸药之气。四药合用，可补气调气，不偏不倚，犹如君子，故方名四君子。

2. 四物汤

组成：当归、地黄（醇酒蒸晒极熟）、芍药（酒炒）、芎䓖（酒蒸熟）。

方解：黄庭镜指出，血荣气自华，血行疾弗作。如血虚则燥，燥则动风，而出现目赤、目痒、目泪等症状。四物汤养肝血，肝气和而血自归经。

方中，当归可活其血滞，地黄可滋其血燥，芎藭能行血凝，芍药能敛血热。四药合用，可补血、活血、调血。黄庭镜赞四物汤：若对症而用，即调元之金丹。但四物汤也有禁忌，如血证失血过多，元气大虚，当大补元气，不可妄投四物汤。

3. 补中益气汤

组成：人参、白术、黄芪、甘草、当归、柴胡、橘皮、升麻（酒炒）。

方解：补中益气汤，为金元四大家之一李东垣所创制的名方。黄庭镜十分重视此方，治疗眼科疾患亦多所运用，如常用于劳苦伤神，复感风寒，寒热交作，目红肿痛，头痛如破，服外感宣散剂，而病情更加严重的眼科病证。黄庭镜指出，中气即脾胃之气，人体安和皆因禀受于脾胃之气，若为饮食劳倦所伤，则脾胃不足，人身无以资其生。方中人参、黄芪、甘草皆为甘温之品，甘温以补中，是因为甘味为五味之中，温为四气之中。橘皮、白术辛苦而燥，除中焦之湿。当归辛温而润，燥可刚中，润能泽土。升麻降浊阴，柴胡行清阳，则脾胃升发，而收益气之功。凡用此方获效者，盖脾胃中火，以甘温养之自退。

对于李东垣补中益气汤中配伍升麻、柴胡两味，过去学者认为是升举阳气，黄庭镜并不赞同此说。黄庭镜认为，李东垣所论述的内伤杂病，是因脾胃为饮食劳倦所伤，皮肤不任风寒而出现寒热、头痛等，类似于外感风寒。因此，以升麻、柴胡甘寒以泻火，辛温以升阳，与人参、黄芪等合用，是补中有行之义。黄庭镜进一步指出：补中求行，而行不碍真元；行中求补，而补无虑积滞。

4. 八味肾气丸

组成：地黄八两，山茱萸、山药各四两，茯苓三两，牡丹皮（酒蒸）、泽泻（盐、酒炒）各二两，附子、肉桂各一两。

【方解】八味肾气丸，由张仲景《金匮要略》中著名的肾气丸略以加减而来。一般学者认为，肾气丸为补肾阳之方剂，而黄庭镜认为该方为调和肾中阴阳水火之方。黄庭镜以《周易》八卦中的坎卦，类比于肾兼具水火，水火既济则一身阴阳调和，真火旺冬不觉寒，真水足夏能耐热。如既畏寒又畏热，则与肾中水火不足有关。肾阴阳失调，则有阴虚火旺与命门火衰两大类，阴虚火旺则房事过甚且阳事易举，命门火衰则未及交而阳事先痿。肾又主二便而司开阖，若水衰则火独治，能阖而不能开，病人病渴而小便不出，若火衰则水独治，能开而不能阖，也令人病渴但小便不禁，肾气丸最为对证。

　　方中附子、肉桂温热益火；地黄、山茱萸濡润壮水；火欲实，则以牡丹皮、泽泻咸酸收而泄虚火；水欲实，则以茯苓、山药之甘淡而制水。水火调和，则升降出入正常。此方为治消渴常用方，黄庭镜在本方方论中，指出汉武帝曾得消渴之证，张仲景向汉武帝进献此方而使之愈。汉武帝为西汉中期君主，张仲景为东汉末年名医，生活年代相差两百多年，此说固为传说。考其说，应引自明代医家赵献可《医贯》。虽为传说，但可见两点：其一，黄庭镜对肾气丸治疗消渴的肯定；其二，黄庭镜受明代温补医家的影响之深。

5. 六味丸

　　组成：地黄八两，山茱萸、山药各四两，茯苓三两，牡丹皮（酒蒸）、泽泻（盐、酒炒）各二两。

　　方解：六味丸即六味地黄丸，出自宋代医家钱乙的《小儿药证直诀》，为八味丸去附子、桂枝而成，钱乙以之治小儿阴虚致病。黄庭镜指出，肾中非独水，而兼有水火，有命门之火。若肾虚则火无所制，久病阴火上升，化生痰火，可予六味丸壮水以制相火，而痰热自除。方中地黄滋阴补血，为治肾之主药。但地黄遇气则运用于上，遇血则流走于经，不能挟其一线入肾，因此再以其他五味药辅助。山药为脾药，能坚少腹之土，则真水有其来源；山茱萸为肝药，肝肾同源，以山茱萸之酸涩以收敛泛溢之肾水；牡丹皮本泻心火，水火对居，泻心火即补肾水，是泻南以益北；茯苓淡渗以泻阳；泽泻咸泄以降阴。诸药同用，治疗阴虚，应手神验。

六味地黄丸本为宋代医家钱乙为小儿阴虚证所设，药性平和，能补肾阴，加之明代医家薛己、清代医家汪昂对此方的推崇，故被后世人视为养生圣果，受到追捧，作为养生服食之方，一直影响至今。黄庭镜对这一现象予以了严厉批驳，指出六味地黄丸不可滥服。

明代医家薛己指出，阴虚火旺一证，如果运用朱丹溪补阴法不能获效，用六味地黄丸则立效。故薛己治疗阴虚火旺一证，十分推崇六味地黄丸。清代汪昂著作丰厚，影响很大。其论述六味丸方时，赞此方六经备治而功专肝肾，寒燥不偏，而兼补气血，如能常服之，其功用难以一一尽说。汪昂此说导致六味丸一时盛行，以致不深究思考之人，将之奉为养生圣果，男女老幼争相服食以养生。但黄庭镜指出，六味丸中的牡丹皮、泽泻，除了能治疗阴虚火旺，上炎为热，热久生风生痰，以致目赤痛、小便短涩外，其他病证罕用，怎能无病而常服六味丸呢？

明代医家李中梓指出，一般人运用六味丸常犯"四失"，会减弱方剂的功效。"四失"包括：第一，方中地黄如非道地药材怀地黄则功效不足；第二，地黄如非九蒸九晒则不熟；第三，有人担心方中地黄一味滋腻而滞，用此方减去地黄，则削减了君药力量；第四，有人担心方中泽泻泄肾，而减去泽泻一味，则此方力量减弱。黄庭镜也指出，六味丸如不应用于阴虚证，也有"四失"：第一，肝木不足者，误用之，则方中牡丹皮克伐伤及肝木；第二，肾水不足者，误用之，则方中泽泻泄利而伤及肾水；第三，火不炎上者，误用之，则方中地黄伤及阳气；第四，脾土无湿者，误用之，则方中茯苓淡渗伤及脾土。药不对证，误用六味丸，容易导致"四失"，即四方面的损害。

黄庭镜还论述了六味丸的加减法，包括以六味丸加减而成的滋肾生肝饮、滋阴肾气丸、人参补气汤、加味地黄丸、九味地黄丸、益阴肾气丸，另有六味丸加五味子者，或加麦冬者，或加杜仲、牛膝者，或加当归、白芍者，或加柴胡、白芍者，或加益智仁者，或加紫河车者，等等。运用六味丸，因加减灵活，犹如游龙戏海，变化无穷。既然六味丸有如此多的加减法，怎能空守六味丸一张方长期服食呢？黄庭镜还指出，六味丸中牡丹皮、泽泻两药水火两泄，过服乱服，则罹患目昏、阴痿等证。因此，黄庭经认为妄意夸耀六味丸的神奇是不对的，六味丸并非完美无缺的百病通治之方，更不能将其当作养生长寿方而长期服食。

6. 助阳活血汤

组成：人参、当归、黄芪、甘草、柴胡、白芷、防风、蔓荆子。

方解：黄庭镜指出，眼科用药，多半苦寒；服之太过，则真元不能通达九窍，生脉收缩，反而有害。因过用寒凉所致眼科疾患，可用助阳活血汤进行调治。本方主治眼睑无力、常欲垂闭、隐涩难开等病证。助阳活血汤，乃益气温阳活血之方，可治疗眼科虚寒之证。方中用黄芪、甘草、当归补气活血；因过用苦寒，阳气下陷，清阳不升，故用白芷、防风、柴胡、蔓荆子祛风升阳，以助阳气之升，故本方名助阳活血汤。若眼科疾患久病不瘥，眵泪长流，可以助阳活血汤倍加人参、黄芪用量，或加五味子、白术等收敛益气之品。

（二）和阵

张介宾在《景岳全书·古方条序》中，论述和阵时说："病有在虚实气血之间，补之不可，攻之又不可者，欲得其平，须从缓治，故方有和阵。"黄庭镜则改动说："病形虚实，攻补不可，欲得其平，须从缓治。汇和方。"其意与张介宾相同，只是所论更加朗朗上口。《目经大成》之和阵，收录逍遥散、越鞠丸、藿香正气散、二陈汤、救睛散、小柴胡汤、七味白术散等和法类方剂 33 首，并——加以解析。其中，代表性方剂有如下几首。

1. 逍遥散

组成：柴胡、当归、白术、茯苓、白芍各等分，甘草减半。

方解：黄庭镜指出，逍遥散主治肝燥劳蒸，咳嗽而渴，往来寒热，月事不调。其主治证病因病机与肝相关。肝藏血，肝血虚则燥而病，症见骨蒸潮热、月事不调；肝火犯肺，则咳嗽口渴；肝与胆相表里，若肝邪移胆，则寒热往来。故本方配伍，因肝血虚而燥，故以当归滋养肝血；木盛则克土，故配伍白术补脾土；柴胡升阳，与酸敛之芍药配伍，以条达肝木；茯苓渗湿，与甘草配伍则和中；又配伍生姜散寒解郁，薄荷利气疏肝。诸药配伍使用，可使肝气舒达，故方名逍遥散。逍遥散功在疏肝健脾，调和肝脾，平调缓治，故黄庭镜将本方列入和阵。

2. 越鞠丸

组成：香附、川芎、六神曲、栀子仁、橘皮（去白）、苍术（漂净油）、面粉（炒）各等分。

方解：黄庭镜《目经大成》所载越鞠丸，较朱丹溪越鞠丸原方多加橘皮一味。黄庭镜指出，本方之所以名越鞠，是发越鞠郁之义。黄庭镜认为，人体在正常情况下，是水火平，气血荣，气血布，脏腑治，如不平不荣，不布不治，即为郁证，郁证分为气、血、痰、火、湿、食六郁。气郁的表现是胸膈痞闷，饮食不消，脉大紧数莫辨。湿郁的表现，是周身痛，或关节酸痛，遇阴寒即发，脉缓小。痰郁的表现是喜嗽气短，脉沉滑。热郁的表现是昏瞀，身时热，便赤，脉沉数。血郁的表现是四肢无力，月经失常，脉涩。食郁的表现是嗳酸腹饱，不能食，脉紧大。

越鞠丸可治疗六郁。方中香附和气，苍术燥湿，川芎调血，栀仁泻火，神曲消食，橘皮利痰。总体而言，以理气为核心。因诸郁以气为主，气畅则郁自舒。黄庭镜还列出了越鞠丸的加减法：湿郁为主者，加白芷、茯苓；

血郁为主者，加桃仁、红花；食郁为主者，加山楂、麦芽、砂仁；痰郁为主者，加南星、半夏、海浮石、瓜蒌仁；热郁为主者，加青黛；气郁为主者，加郁金。按时令加减，春加防风，夏加苦参，秋冬加吴茱萸，以顺应一年气候升降浮沉的规律。

3. 二陈汤

组成：半夏（陈）、橘皮（陈）、茯苓、甘草。

方解：黄庭镜认为，痰的形成本乎水，成乎火，结乎气，相见乎湿。即痰由水液而生，因火邪炼液而成痰，因气滞不行而痰邪停滞结聚，痰与湿常同时兼见。稠浊为痰为热，清稀为饮为寒，病机核心多为脾胃虚衰，不能运化食物，腐气留中，偏传经脉。痰在肺则咳，在胃则呕，在心则悸，在胁则胀，在背则冷，临床表现变化多端：有初起发热头痛，类外感表证者；有病久而潮热夜重，类阴火内伤者；有痰湿走注肢节疼痛，类似于风证者。但肌色如故，脉滑不匀为异。

因痰以湿生，故本方在配伍上，以半夏之辛热燥湿，茯苓之甘淡渗湿，湿去痰乃消。又因痰从气结，故用橘皮之辛温以利气，甘草之甘平以和气，气治则疾病逐渐好转。本方加生姜、黄连，即加味二陈汤，治嘈杂不快、睑赤烂痒；若肺肾虚寒、水泛为痰，则加当归、地黄，即金水六君煎。

4. 小柴胡汤

组成：柴胡、枯芩（酒炒）、人参、甘草、半夏、生姜、大枣。

方解：黄庭镜指出，此方主治少阳经伤寒半表半里之证，可用于目病初作，寒热往来，胁痛，口苦，脉弦者。治法当属和散。方中柴胡、枯芩质轻性寒，能退少阳之热；半夏、生姜味辛性温，能散少阳之寒；人参、甘草补益中气，中气足则邪气不得复传入里。故黄庭镜认为，运用小柴胡汤时不可随意加减去人参。治疗妇人伤寒，可予小柴胡汤加四物汤，去半夏、加白术。

（三）寒阵

张介宾在《景岳全书·古方条序》中，论述寒阵时说："阳亢伤阴，阴竭则死，或去其火，或壮其水，故方有寒阵。"黄庭镜则改动说："阳亢销阴，阴尽命绝，先筹灭火，再议壮水。汇寒方。"张介宾所说"或去其火，或壮其水"，是将去火与壮水并列；而黄庭镜则强调"先筹灭火，再议壮水"，体现急则治其标，即先"灭火"，缓则治其本，即以壮水滋阴善后。从中可以看出黄庭镜对人体阴津、阴液、阴血的重视。观其医案治法，即能对此有所体会。《目经大成》寒阵，收录抑阳酒连散、芍药清肝散、防风散结汤、竹叶泻经汤、普济消毒饮、龙胆泻肝汤、凉膈散、导赤散、泻白散、人参白虎汤、竹叶石膏汤、犀角地黄汤、清胃散等寒凉方剂 37 首，并一一加以解析。其中，代表性方剂有如下几首：

1. 芍药清肝散

组成：白术、石膏（煅）、滑石、川芎、防风、桔梗、荆芥、前胡、柴胡、甘草、薄荷、黄芩、知母、芍药、栀仁、当归、大黄（制）、芒硝。

方解：此方用于因过食膏粱厚味，胃火过旺，而见目突发赤肿，红肿如杯如蛤，继而为凝脂翳障，花白翳陷者。以此方寒凉泻火，属急治其标。方中因诸药苦寒，寒药多虑伤其脾胃中气，故以白术甘扶其胃；胃气宁，则川芎、防风、薄荷、荆芥、柴胡可以升而散之；以当归、芍药顾护其阴血，阴血固，则前胡、桔梗、栀仁、黄芩、滑石可以清而导祛火热；石膏、知母荡实热，速其去；大黄、芒硝洁净府，善其后。此方只适用于膏粱致变、气血素厚者。

2. 龙胆泻肝汤

组成：龙胆草、黄连、人参、麦冬、五味、柴胡、黄芩、栀仁、知母、天冬、甘草。

方解：黄庭镜《目经大成》所载龙胆泻肝汤的组成，与《医方集解》

龙胆泻肝汤组成不同。黄庭镜指出，本方可用于肝胆实火上炎所致目睛疼痛，神水、神膏变绿者。对于本证病因病机，其分析指出：肝主谋虑，胆主决断，过虑则火起于肝，肝火上炎故睛痛；不决则火起于胆，故神水、神膏变绿。方中用黄芩、黄连、柴胡、栀仁、龙胆草直折胆火之势；以天冬、麦冬、人参、甘草、五味子、知母克制肝火。黄庭镜对本方方义的分析乃分肝、胆两纲，以实火上炎为核心。

3. 凉膈散

组成：连翘四两，大黄、芒硝、生甘草各二两，栀仁、黄芩、薄荷各一两。竹叶煎汤合生石蜜调服。

方解：此方源出《太平惠民和剂局方》，《目经大成》收录之。黄庭镜以此方主治眼科因实热所致目赤肿痛者。黄庭镜指出，大热为脏腑实火，目赤肿为眼科险症。故方中，连翘、竹叶、薄荷叶之轻芬，升散实热火邪于上；大黄、芒硝之猛烈泻下，推荡实热火邪于中；黄芩、栀仁泻三焦之火，所以黄庭镜称其能"上清下行"；生甘草、生蜜和中泥膈，使火热不至于迅速传变。本方配伍符合"热淫于内，治以咸寒，佐以苦甘"之理。

4. 泻青丸

组成：龙胆草、当归、防风、羌活、山栀仁、川芎、大黄各等分。

方解：黄庭镜以此方主治头痛，目赤肿，翳障，热泪，坐卧不宁者。病因病机责之肝经风火上炎。肝属木色青，泻青即为泻肝。治以急泻肝经之火，条达肝木之性。故方用大黄、龙胆草、山栀仁苦寒下行，直入厥阴肝经而折火势；以羌活、防风、川芎气雄能走，从肝木之性而升散火邪；配伍当归者，是以辛温润其燥，以辛温补其肝血。黄庭镜认为，此亦是泻青之一法。

5. 冶金煎

组成：玄参、桑皮、枳壳、黄连、杏仁、旋覆花、防风、黄芩、白菊、葶苈子。

方解：本方适用于眼科白睛肿胀，日夜疼痛者。白睛为气轮属肺，故白睛肿胀，为肺气中塞；日夜疼痛，为肺火上攻。肺气中塞者，治以"散而决"，故用枳壳、杏仁、旋覆花、防风、白菊；肺火上攻者，治以"寒而下"，故用桑皮、黄连、玄参、黄芩、葶苈子。

（四）热阵

张介宾在《景岳全书·古方条序》中，论述热阵时说："阴极亡阳，阳尽则毙，或祛其寒，或助其火，故方有热阵。"黄庭镜则改动说："阴风栗烈，阳气沉埋，欲收寒威，须临日火。汇热方。"黄庭镜的论述更加富有文采，且"阳气沉埋"又蕴含有阴阳升降之理。《目经大成》热阵，收录了理中汤、理阴煎、九转丹、春阳回令丸、白通汤、真武汤、小建中汤、大建中汤、吴茱萸汤、四逆汤等温热方剂 19 首，并一一加以解析。其中，具有代表性的方剂有如下几首：

1. 扶阳助胃汤

组成：人参、肉桂、附子、白术、甘草、干姜、橘皮、吴茱萸、芍药、益智仁、草豆蔻。

方解：本方主治寒邪客胃，胃脘当心而痛，目无所见，脉来沉迟者。黄庭镜指出，胃为戊土，肝为乙木，肝开窍于目，寒邪克胃，上及于目。病因于寒邪，故方中用附子、干姜、肉桂、吴茱萸、草豆蔻、益智仁等辛热之品以扶阳；邪气既实，正气必虚，故用人参、白术、甘草甘温之品补中气以助胃；芍药泻土中之木；陈皮利腹中之气。眼科虚肿如球，此方亦适用。

2. 九转丹

组成：硫黄十两，故纸四两，白术五两，胡巴（盐酒炒）、附子三两，小茴、肉豆蔻（蒸熟，不可去油）一两五钱，木香一两，沉香一两五钱，白胡椒（蒸过）五钱，丁香二两，山药打糊为丸。

方解：黄庭镜指出，此丸原名挺生丸，历代医书没有记载，不知是何人传出，当时盛行于江闽一带。黄庭镜向人求得此方，按法精制，凡对症者服此方皆有良效。只是因原方硫黄用到一斤，黄庭镜认为用量过多，故减去硫黄六两，只用到十两。但黄庭镜每用此方时，往往遇到患者大便泄下不止，于是他又在方中加入肉豆蔻、白椒二味，用量从一钱加到五钱。临证用之，病患肠胃适然，精力倍胜，其效神验。黄庭镜经过试验此方，不断增删加减，才将此方固定下来，记载到《目经大成》中，以广其传。

此方主治命门火衰。命门之火为人身真火，可温百骸、养脏腑，命火不足，则肉衰而瘠，血衰而枯，骨衰而齿落，筋衰而肢倦，气衰而言微。方中以硫黄为君，因其为火之精，倍用之能祛邪扶正，温补元阳。硫黄其性热而不燥，配伍附子、白胡椒之辛烈，则上行下效，温阳力量更大。因火盛生土，故配伍白术、丁香、山药以助温中；土盛恐制水，故配伍胡芦巴、补骨脂、豆蔻以温肾水；其沉香、木香、小茴香三香，气升味降，行气开导，引火归经。

黄庭镜盛赞此方，认为此方可用于阳气暴绝，目盲，慢惊上视，阴厥直视，厥阴头痛，痰晕目暗，一切冷劳、阳痿、小便频数、小腹冷痛、奔豚、风痹、连年不愈之疟疾、吐泻不止、寒积不消、胸膈饱闷、大病后肿胀、脱气脱血等。此方可救急扶危，功效十倍于人参。但此方过于温燥，若人强力入房，则骨极，腰脊酸削，故肾精不足者禁用。

3. 白通汤

组成：干姜、附子、葱白。

方解：黄庭镜指出，此方用于少阴下利，目暴盲，两手脉俱沉濡者。寒邪客之，阴道不固而下利；利下阳气暗泄，则脉沉濡、目盲。方中以葱白通阳气，干姜、附子散阴寒。寒散阳复，通者塞而塞者通。此方因以葱白通阳，故名白通汤。

黄庭镜认为，运用此方要灵活加减化裁，举其一则医案以说明。黄庭镜曾治疗一暴盲患者，用了白通汤后，下利不止，渐渐厥逆无脉，干呕而噎呃。据《伤寒论》所云，此为阴盛格阳于上所致，须在白通汤方中加人尿、猪胆汁以导之。但黄庭镜考虑到暴盲系肾阳虚极，而葱过于表散，用之不当，如果再与大寒奇苦之人尿、猪胆汁，恐怕如同落井下石，重损肾阳。于是未按《伤寒论》之加减法，而以柿蒂、丁香、干姜浓煎一大杯，病人下咽后呃逆即止。随后，用八物回生饮（人参、黄芪、白术、鹿茸、当归、附子、干姜、肉桂）五六剂，病人身温脉续，暴盲之目即可以视物了。因此，黄庭镜据此案例得失指出，"印板书在人活读，印板方其可死用乎"，强调方要活。黄庭镜为后世如何使用经方、如何活用经方，总结了很好的参考经验，由此可见黄庭镜师古而不泥古的精神。

4. 温经益元散

组成：人参、黄芪、白术、枸杞、当归、鹿茸、枣仁、肉桂各等分，附子、丁香减半，姜酒调。

方解：此方主治阳虚阴寒所致目眩、怵惕、暴盲。黄庭镜指出，若寒中三阳经，犹能抗阴，其病易愈；若寒中三阴经，两阴相遇，如胶投漆，病为难治。因此，病在太阴、少阴，必重且危，病厥阴者死。此证多因工贾之人，劳役过度，汗尽津亡，又夜复花酒，髓枯血竭，且风餐水宿，冻馁交并，致脏气萧索，阴寒骤起。血得寒而凝结，寒遇凝而深入，故眩惕失明。治宜温经益元。故方中用肉桂、附子、当归、枸杞、枣仁、姜汁温其经，人参、黄芪、白术、鹿茸、丁香、醇酒补其元气。

（五）攻阵

张介宾在《景岳全书·古方条序》中，论述攻阵时说："邪固疾深，势如强寇，速宜伐之，不可缓也，故方有攻阵。"黄庭镜则改动说："酷痢吸髓，疟疫剥肤，投之厕中，民命顿苏。汇攻方。"黄庭镜的论述，以夸张的文学表达形式，描述了实证疾病的危重与危急，而"投"与"顿"两字，说明治疗实证，施行攻法，当认证准确，果断快速下手，较之张景岳的"速宜伐之，不可缓也"更加肯定果断。《目经大成》攻阵，收录了通气利中丸、大柴胡汤、调胃承气汤、小承气汤、大承气汤、十枣汤、舟车丸、抵当汤、滚痰丸、栀子豉汤等攻法方剂 19 首，并一一加以解析。其中，代表性方剂有如下几首。

1. 通气利中汤

组成：大黄二两五钱，滑石、牵牛一两五钱，白术一两，羌活五钱，黄芩、白芷八钱。

方解：此方和胃而攻下。黄庭镜指出，气滞者不通，中实者不利，不通利而气滞中实，则亢阳上腾，为损目之前驱。方用白芷、羌活行其滞；黄芩、滑石寒胜诸热以祛其实；大黄、牵牛苦泻二便，以利其中；恐伤脾胃，故以白术和胃。

2. 调胃承气汤

组成：大黄、芒硝、甘草。

方解：此方主治眼部肉轮胞睑肿痛，大便秘，谵语，脉长大有力，太阳穴头痛，以及不恶寒，反恶热，齿痛作渴。以上为正阳明邪实之证。方中以芒硝、大黄大寒荡实，炙草甘平和中。

3. 小承气汤

组成：大黄、厚朴、枳实。

方解：黄庭镜以小承气汤主治目赤肿，胸胀满，潮热狂言而喘。阳邪在上则目肿胸满，在中则胀，乘心则狂，溢于胃口则喘，胃实则潮热。故方中用枳实、厚朴去上膈痞满，以大黄荡胃中实热，邪消热退，则正气得舒，阳邪自然承服，症虽逆亦顺，故方名为小承气汤。

4. 大承气汤

组成：大黄、厚朴、枳实、芒硝。

方解：黄庭镜指出，调胃承气汤证无燥满，故不用枳实。小承气汤证实而未坚，故不用芒硝。大承气汤证，三部痞、满、燥、实、坚全见，故大黄、厚朴、枳实、芒硝皆用。然使用此方当注意不可下多而亡阴，又不可妄下。

（六）散阵

张介宾《景岳全书·古方条序》中，论述散阵时说："邪在肌表，当逐于外，据之不早，病必日深，故方有散阵。"黄庭镜则改动说："邪客肌表，急逐勿矣，因循日久，势必深入。汇散方。"黄庭镜将"在"改为"客"，更加突出了邪气的外来性；将"当逐于外"改为"急逐勿矣"，更加突出了在治疗邪客肌表时，散法运用的迫切；将"病必日深"改为"势必深入"，更加突出了邪气侵袭人体由表达里、由浅入深、层层深入的传变规律。《目经大成》散阵，收录了胜风汤、独活寄生汤、人参败毒散、大秦艽汤、小续命汤、桂枝汤、麻黄汤、小青龙汤、大青龙汤、九味羌活汤、升阳散火汤等体现散法的方剂29首，并一一加以解析。其中，代表性方剂有如下几首．

1. 人参败毒散

组成：人参、羌活、独活、柴胡、前胡、川芎、枳壳、桔梗、茯苓一两、甘草五钱。虚者倍参，除羌活、前胡；风湿甚加金银花、连翘、荆、防。

方解：黄庭镜以此方主治感冒时气，目赤头痛，壮热憎寒。本方主治证的病因病机为风、寒、暑、湿四气，人感其中一气，便有上述主治证候。若四气互传，则发为瘟疫。治疗以汗法祛邪。方中用羌活、独活、柴胡、前胡、川芎、枳壳、茯苓、桔梗辛温祛邪。然邪实则正虚，药虽外行，气从中虚，轻者邪气半出不出，重者邪气反乘药势缩入，发热无休。因此配伍人参，少佐甘草，辅助中气，扶正祛邪。若元气充满，邪气则一涌而尽，故方名突出人参的重要作用，命名为人参败毒散。黄庭镜谈到俗医认为伤寒无补法，多减去人参，遂降低了本方的疗效。由此可见，一则此方不可轻易减去人参，二则可见黄庭镜临证对正气的重视。

2. 麻黄汤

组成：麻黄、桂枝、杏仁、甘草。

方解：麻黄汤主治太阳伤寒，头痛发热，遍身疼痛不利，恶寒，无汗，脉紧。黄庭镜分析了麻黄汤证之机制，指出足太阳经起目内眦，循头、背、腰、腘，故所过疼痛不利；寒邪外束，阳气不能宣越，故发热；邪在表，不复任寒，故恶寒；寒主闭藏，故无汗；寒气刚劲，故脉紧。方中麻黄辛温中空，能通腠理而散寒邪，为太阳无汗必用之药；佐以桂枝，取其解肌之功；佐以杏仁，以其利气；甘草，甘以缓之，不致汗出过多。符合"寒淫于内，治以甘热，佐以苦辛"之理。

3. 升麻葛根汤

组成：升麻、葛根、芍药、甘草。

方解：本方主治伤寒目痛鼻干，无汗恶寒，发热不眠，此皆为阳明经证候。黄庭镜指出，阳明经脉抵目挟鼻，故目痛鼻干。方中以葛根、甘草辛凉达表，治以凉平；升麻、芍药苦寒以祛热。

4. 柴葛解肌汤

组成：柴胡、葛根、羌活、白芷、黄芩、芍药、桔梗、甘草、石膏。姜、枣煎。

方解：主治头目肿痛，鼻干不眠，恶寒无汗，脉微大，此为阳明太阳合病。方中以羌活、白芷、柴胡、葛根升提清阳，而散在经之风寒；寒将变热，而以石膏、黄芩、桔梗以清之；风将越经传少阳，而以芍药、甘草以平之。

5. 九味羌活汤

组成：羌活、防风、苍术、细辛、川芎、白芷、生地、黄芩、生甘草。

方解：黄庭镜指出，九味羌活汤为解表通剂，眼科用此方专治头目肿盛。此肿盛由于湿，在头目则兼风，上盛为风，无风则湿不能自上于高巅清阳之分。故本方主治证的病因病机是风邪夹湿。方中羌活、防风、苍术、细辛、川芎、白芷皆为辛散之品，既可以疏风，也可以除湿，所谓辛药能疏风，风药能胜湿。风湿相搏，郁而化热，必有内热，故用黄芩、生地、生甘草清解郁热，调和营卫。

（七）固阵

张介宾《景岳全书·古方条序》中，论述固阵时说："元气既伤，虚而且滑，漏泄日甚，不尽不已，故方有固阵。"黄庭镜则改动说："真元衰惫，气弛精滑，漏泄日甚，不尽不已。汇固方。"其将"元气既伤"改为"真元衰惫"，强调了真元之气虚衰的严重程度；将"虚而且滑"改为"气弛精滑"，一个"弛"字体现了气虚而弛缓、不能固摄的病因病机。《目经大成》固阵，收录了玉屏风散、百合固金汤、妙香散、宁志丸、九仙丸、大补黄芪汤、当归六黄汤等体现固法的方剂13首，并一一加以解析。其中，代表性方剂有如下几首。

1. 百合固金汤

组成：生地、麦冬、百合、当归、地黄、芍药、贝母、甘草、玄参、桔梗。

方解：主治肺伤咽痛，喘咳痰血，目赤痛。金能生水，肺金受伤，则肾水之源涸绝。肾脉挟咽，虚火上炎，故咽痛；火上熏蒸于肺，故喘咳；痰因火生，迫血妄行，故眼部气轮白睛赤痛。方中生地、麦冬、贝母、玄参、桔梗润燥除痰，芍药、当归、地黄、百合、甘草养阴滋本。

2. 妙香散

组成：人参、山药、黄芪、茯神一两、远志、桔梗、甘草五钱、益智仁、朱砂三钱、木香二钱、麝一钱。

方解：黄庭镜以本方主治因梦遗精，因遗精而视惑的病证。其分析本病病因病机，指出因烦劳梦想，无夜无梦，无梦不遗，心神乱则气荡精离，精离则不能滋养涵目，故视而昏惑。方中以人参、茯神、远志、桔梗、朱砂清神而安神；山药、黄芪、甘草、益智仁、木香调气而益气。神明气正，精固而目明。黄庭镜在方解中，还以极富文学色彩的语言，描述了本病的病因病机，如"灯火渐昏，寒衾独拥；雨蕉风竹，纷聒无眠；牡丹亭上，花神摄合谁来；蝴蝶圆中，月老逗留何处；蓦然心伤，恨服此散"。

3. 大补黄芪汤

组成：黄芪、人参、苁蓉、山茱萸、白术、当归、肉桂、五味子、甘草、川芎、防风、茯苓、地黄。

方解：黄庭镜以此方主治大病后目昏自汗的病证。指出大病后自汗且目昏，此克伐太过，阴阳俱虚。故本方用十全大补汤加苁蓉、五味子、山茱萸，生津液而收耗气；不用白芍用防风者，正气虚难以抗邪，肌表有微邪，故以一味防风祛邪。若有的病患虚不受补，可先用牡蛎、黄芪、麻黄根、浮小麦煎服，牡蛎、浮小麦咸凉去烦热，黄芪、麻黄根甘温实肌表。

（八）因阵

张介宾在《景岳全书·古方条序》中，论述因阵时说："病有相同，治有相类，因证用方，亦有不必移易者，故方有因阵。"黄庭镜则改动为："病有不同，药无大异，穷原应变，临症圆通。汇因方。"将"病有相同"改为"病有不同"，突出因阵所治疾病在临证实践中的多样性；"因证用方"改为"穷原应变"，更加强调了使用因阵方应首先重视病情，也强调了因阵的灵活性。《目经大成》因阵，收录了保婴丸、六一散、清暑益气汤、托里消毒饮、五苓散、疏凿饮子、苏合香丸、升解散、五积散、达原饮等因阵方剂 33 首，并——加以解析。其中，代表性方剂有如下几首。

1. 保胎流气饮

组成：当归、贝母、羌活、甘草、厚朴、干艾、黄芪、荆芥、枳壳、芍药、菟丝、川芎。

方解：本方用以主治怀胎期间所患目病。本有胎孕，胎气宜固，不宜用辛散之品，但因目病暴作，不得不先治其标。故方中以羌活、川芎、荆芥、枳壳、贝母、厚朴疏风热而劫虚痰；黄芪、当归、甘草、芍药、菟丝子、艾叶解郁安胎保胎。郁舒风自息，痰去神乃宁，神宁则气血流行，胎保而病除。黄庭镜在方解中，还介绍了加减经验，如血热气不和，四五月胎动，除用方中羌活、荆芥、川芎、枳壳，还可用藿香、紫苏、黄芩，或参考正气天香汤，随证加用乌药、干姜、橘皮、紫苏、香附等药。

2. 五苓散

组成：白术、茯苓、猪苓、泽泻、肉桂。

方解：主治因湿眼肿，并水泻，小便不利的病证。诸湿肿满，湿胜则濡泄，水道不利者，是水泻而湿并于大肠，膀胱不利，故方中以猪苓、茯苓、泽泻淡渗利湿；脾土健顺，则能制湿，膀胱气化，则能利水，故加用白术、肉桂。黄庭镜还介绍本方加减之法：无恶寒，不可用肉桂，去肉桂而即四苓散；五苓散加茵陈，即茵陈五苓散，治湿热睛黄，便秘烦渴；五苓散合四君子汤，名春泽汤，治病瘥后便涩而渴；五苓散合平胃散，名胃苓汤，又名对金饮子，主治中暑伤湿，停饮夹食，腹痛泄泻，以及口渴便秘；五苓散合黄连香薷饮，治伤暑泄泻，发热口渴及疟疾热多寒少，口燥心烦；五苓散还可以与小柴胡合用，名柴苓汤。

四、医案赏析 🕊️

黄庭镜为清代眼科名家，临床经验十分丰富。在其著作《目经大成·卷二》病证部分，不少病证讨论之下，都附有黄庭镜的眼科医案，以说明治疗该病的心得。总共有近 30 则医案，不少医案辨证准确、遣方用药精当，是中医眼科古籍中的优秀医案。本节选取黄庭镜医案 11 则，加以评按，以供读者参考。

（一）凝脂翳案

案例：

友人艾秀瞻，初夏暴得此症，服驱风散热之剂反剧。或谓城中林桂苑素知名，曷请治之。既至，视其形孱弱，其色枯白，审其脉细数，其家素封，意必研丧过度，精血不能经营，因而外感。故辛凉之药不投，乃主补中、四物、六味地黄等汤，未数日翳满而失明，加之烦躁不安。林辞去，遗书招余。余尝与艾子同学，信而专，遂以大承气下三黄丸五钱，一服无响应，再服略下，痛稍减，明旦微开，则右目已能辨黑白矣。复如前药，日进二剂，至大利乃止。止则头目痛攻顿除，然后散以八正、逍遥，丸以退云、既济，月余，能出溪桥以纳凉，秋中全愈。桂苑问故，曰：目痛自下而上，头痛重太阳穴，阳明胜厥阴也，故承气以通之。大小便秘，脏移热于腑也，故三黄以降之。气轮簇火，八正实泻其子。震廓凝脂，逍遥直解其郁。退云、既济，特以靖余孽耳。林退而叹曰：法之妙，神验如此！可见法不远人，人自远法。智圆胆大，触类而长之，则术在我矣。虽然秀瞻形脉怯弱，用重方屡通，幸获戴人邪实急攻之效，而仲景忌下之教不几违乎！是案徒以伐功，不可为训。

按语：患者为黄庭镜友人，初夏时罹患眼科急症凝脂翳。凝脂翳以黑睛生翳、状如凝脂为主要表现，常伴有黄液上冲。先服驱风散热之剂，病情反而加重，于是请地方名医林桂苑为之诊治。因之前用驱风散热，病情加重，故林桂苑以患者"形羸弱""色枯白""脉细数"为依据，而用补法，投以补中益气汤、四物汤、六味地黄汤等，不料，患者病情却进一步加重，翳满失明，烦躁不安。故又请黄庭镜诊治，黄庭镜辨为阳明腑热证，大胆施用大承气汤合三黄丸，患者下后痛减，连下数次而病退，后以八正散、逍遥散、退云丸、既济丸调养至秋天而愈。以此病案来看，其病以里热证为主，因此用驱风散热治表无效，是因表里不分，故而药用而无功。患者虽然平素"形羸弱""色枯白""脉细数"，气血不足，但此为本，而标证属里热，治凝脂翳重症，当先急则治其标，先下里热，里热去、阳明热除而目痛减。黄庭镜是先用治标，虽然患者素体虚弱，但标证里热急暴，应先去邪实，暂不可用补；病情缓解后，再用八正散泻其余热；后以逍遥散等从肝脾调治善后。此案，黄庭镜之所以艺高胆大，超过地方名医林桂苑，是因其恰当地处理虚与实、正与邪之间的关系，渐次递进而收全功。

（二）花白翳陷

案例：

壬申仲冬，一日余左目倏尔奇痛，随肿而泪多不敢开，入夜右目亦然，如煎如刺，眠食俱废。强起览镜，左右风轮沿际，若念珠环绕，知是花白恶症。依前方对病增删，三旦夕，痛稳减，肿亦消，却人物罔见。问妻儿，金曰四周翳大而白，幸瞳神微现黑影，乃以空青石、芙蓉镜乳调互点，渐渐能视。凡五阅月圆始全瘥。

按语：本例患者为黄庭镜本人。黄庭镜因青年科举考试失败，又因父亲去世，哀毁过度，罹患眼疾，因此才走上眼科一途。此案为花白翳陷症急发，花白翳陷又名花翳白陷，为眼科急重症，临床表现为眼睛赤肿狂痛、羞明畏光、目生眵泪，青睛即风轮黑睛生出白点，状若扭碎梅李花瓣，黑睛生翳，四周高起，中间低陷。本案发病急而病情重，疼痛剧烈，眠食俱废。所说的"前方"，为黄庭镜在论治花白翳陷中所出的主治方药菊花通圣散。菊花通圣散为双解散（防风、大黄、薄荷、芍药、当归、甘草、白术、滑石、石膏、栀仁、桔梗、连翘、川芎、荆芥、麻黄、芒硝、黄芩）加菊花、黄连、羌活、蒺藜，全方能疏风清热泻火。黄庭镜言本方治疗花白翳陷的用法是：以菊花通圣散一两，分三次调服，如果病情无衰减，第二日再服用一两，则肿痛必定消退，花翳减轻。此案以此调治三个昼夜，病情好转；后以外用验方空青石、芙蓉镜乳调互点，五个月后痊愈。

（三）白膜蔽睛

案例：

族叔正坤，壮岁已得是症。逮受杖，列上宾，不杖乡杖国而杖家矣。时余甫业兹术，看其障虽近白膜，觉尚松而不光滑，为划去睑内外椒粟，以八宝空青石、芙蓉镜、加味磁朱丸昼夜点服，间煎神效黄芪、全真一气汤，凡四阅月全清，不惟不需杖，黑夜常出市肆间谈，如此十数年乃谢世。其子某某不德余，凡内戚问尊翁双睛久瞀重光之由，辄对曰：天数。嗟夫！坤叔寿而康，或天也，数能使目中瞳子老而还少耶？

按语：逮受杖，指到了年老。受杖，即授杖，指年岁高。汉初规定八十岁成帝建始年间，降到七十岁以上的老人有资格享受高年授杖。每年秋，地方政府调查高龄老人，为其举行授杖礼，给予优待。后以"授杖"指年岁高。列上宾，即列为上宾，指因患眼病，难以自理，需要家人悉心奉养照顾。本案言黄庭镜的族叔黄正坤，壮年时便得白膜蔽睛，年老后，病情加重，几近失明，只能呆在家中，行动皆需手杖。白膜蔽睛多为椒疮并发症，因此黄庭镜先为其划去睑内外椒粟，再外用八宝空青石、芙蓉镜、加味磁朱丸昼夜点服。考虑患者年老，此证当为本虚标实，故间断服用神效黄芪汤、全真一气汤。四个月而病愈，能不依靠手杖夜间外出，可见疗效惊人。

（四）眦帏赤烂

案例

友人孔荣芳常患厥疾，赤烂无异残风，按法治瘥。制元地一斤，百合粉八两，花椒末四两。杵融蒸极热，为丸与服。今不发十年矣。药之灵效乃尔，爰附记备用。

按语： 患者为黄庭镜友人，罹患眦帏赤烂，常常反复发作。眦帏赤烂，又名睑弦赤烂，以眼睑睑弦及近眦部红赤、溃烂、刺痒为主要表现。黄庭镜为其以法治疗痊愈。其法载于《目经大成》眦帏赤烂论治篇中。治疗先以眉刀剔去上下睑内外粟粒，用蒸化的昭容膏洗擦，后于睑弦上搽上元霜，内点胭脂雪，再用杞菊饮加减。赤肿为主加黄连、赤芍，以溃烂为主加苍术。痊愈后，以制元地一斤、百合粉八两、花椒末四两为丸服用，是为善后，预防复发。从善后方来看，患者当为阴虚，故用地黄、百合，妙在稍加花椒末，辛散而防养阴药滋腻。其后十年未复发，可谓灵效。

（五）痰核

案例

邑痒某，年六十，体肥善饮。秋时上睑得一核，绝不经意。明年春，其核自破，色红紫微疼。或按《瑶函》，用清胃散结等汤，十数剂稍瘥。弥月复发，复投。核渐大，状如荔，外胞绽开。日夜流血不止，遂束手无策，卒而下世。愚意学人必劳心，癖酒一定有色。心劳者神慢，过饮则脾胃受伤，浊气上蒸，故核大而破。加以入房太甚，水木俱惫矣。水竭火盈，故血妄行而不归经，乃尔长流。此时急用烙治其标，烙已，以归脾、养荣、七福、十补培其本，庶几内外两得。此人思不出此，屡以疏风降火，虚虚而损其损，气衰痰盛之人，有不速其毙命者乎。书此案，以为食古不化者警。

按语： 前人有云"目不因火则不病"，故后世治眼科病从用疏风降火，不思辨证论治。眼科虽多火热证，但虚证、寒证亦复不少，临证应谨守病机，明辨阴阳、表里、寒热、虚实，不可先入为主，一味寒凉。本例患者为年老读书人，体肥善饮，中气不足、脾胃虚弱可想而知。秋时眼睑上长痰核，迁延到第二年春天，痰核方破溃。此病程长，应思考还是不是实热病证。但其他医生按《审视瑶函》，用清胃散结汤，虽清虚火，病情暂安，但脾胃中气更伤，故不久又发，痰核长大破溃，流血不止，却仍然屡用疏风降火法，病情加重，遂至不救。黄庭镜分析认为，患者是读书人，必定劳心，又嗜酒好色，脾胃、肝肾诸脏皆不足，火热是因"水竭火盈"所致，非实火也。故不该一味以清火为治，而治疗应先用烙法，再用归脾丸、人参养荣丸、七福饮、十补丸培其本。由此可见，黄庭镜临证善用思辨，治眼科病以辨证论治为原则。

（六）瞳神缩小

案例

倪氏《原机》为强阳抟实阴之病，抄书奴皆从之。庭镜特辟其谬，可谓反古，窃亦有所见而云然。一少年武闱下第，目忽不见，瞳神小如青葙子。某医谨遵渠，用抑阳酒连丸、搐鼻碧云散、还阴清肾等汤，未十日死矣。又一老丈亦得此症，近视略见指动，人咸曰寿微，余曰：病也。诊之脉沉迟而涩，饵以人参养荣及理阴煎十余剂，视稍远。一戚属仍处倪方，竟失明。由此验之，其为阴阳两虚无疑。且即据《原机》而论，阳强阴实，水火既济，何病之有？内无所伤，能睹不昏，何药之有？火强搏水，水实而自收，是犹日月对照，固当明察秋毫，何微觉眊燥？况瞳神小者，金井小之也，于心胞络何事？至云，又有神水外围，相类虫蚀，此眼目心腹之病，何止边鄙皮肤。老朽疯话，公然梓以行世，不仁孰有甚焉。《瑶函》颇更其说，而仍录其方，依次主治。非故口不从心，处此决无佳谋。然则少者之死，与老者之瞽，皆天也。岂抑阳、清肾之为祸哉？剔灯孤坐，忧从中来，不知涕之奚自。抑阳清肾，固不对症，然遇偏阳鳏夫，服亦或效，未足深非。碧云散，主风热蔽郁，目暴赤肿，搐鼻窍而喷嚏，则邪从涕泪而泄。顾两肾自病，毫无表证，怎想到攻散法上，实可笑而不可解。

按语： 瞳神缩小，又名瞳神紧小，以瞳神持续缩小、展缩不灵为主要表现。《原机启微》中，瞳神缩小归属于"强阳抟实阴之病"。该书论述瞳神缩小病因病机云："足少阴肾为水，肾之精上为神水，手厥阴心包络为相火，火强抟水，水实而自收，其病神水紧小。"认为瞳神紧小的病因病机，为虚火上扰神水，或湿热蕴结瞳神，强阳为热，实阴为湿，湿热盛则阳气盛而阴气实。治疗以抑阳缓阴，清热利湿或清降虚火，以清热除湿的抑阳酒连散为治。抑阳酒连散组成为：独活、生地黄、黄柏、防己、知母、蔓荆子、前胡、生甘草、防风、栀子、黄芩、寒水石、羌活、白芷、黄连，多属风清热降火之品。由于成书于元代的《原机启微》为中医眼科名著，对后世医家影响深远，故后世俗医不加辨证，一见瞳神紧小，便投以抑阳酒连散，失治误治，反而加重患者病情。黄庭镜驳斥《原机启微》论述的缺陷，指出"阳强阴实，水火既济，何病之有"。认为此病多阴阳两虚，当从补虚着手。黄庭镜治疗某老人，本以人参养荣汤、理阴煎使之病情好转，但亲属后仍转用《原机启微》抑阳酒连散，导致患者失明，令黄庭镜惋惜不已。黄庭镜又曾目见一少年武闱下第患此病，俗医仍以抑阳酒连散等方治之，患者十天不到即病死。以此种种，故黄庭镜于此疾呼，指斥《原机启微》之不足。以《目经大成》中多个医案记载来看，中医临证定要辨证论治，谨守病机，不可疏忽。若一病一方，如见瞳神缩小即投以抑阳酒连散，忽略辨证，药不对证，不仅无效，反恐雪上加霜。

（七）黑翳如珠

案例：

此症少见，平生只遇一贫家子，形屡而能劳，病患如是，犹拾薪卖草，辛苦自若。余怜之，赠以四君加萸、酒炒连，痛止能开视。再进，其翳觉焦小，遂除连加白芍、麦冬、牛蒡子，未三剂，晴平复。与助脾蜜饼子四两，全瘥。然此亦偶中。恐膏粱壮夫，须依蟹睛未服药未破治法。

按语： 此例医案病证为黑翳如珠。所谓黑翳如珠，是指病初起眼部微痒、赤涩，继而痛如针刺、红肿流泪、畏光，外观风轮黑睛上长出一黑而圆的翳子，大小高低不等，状如蟹睛。此证为眼科急重证候。黄庭镜所遇患者为贫苦人家，平素辛苦，耗伤中气，罹患此证。黄庭镜以四君子汤健脾益气以补中，是为治本；因肝开窍于目，虚火循肝经上犯于目，故加吴茱萸、酒炒黄连以泻肝经之火。黑翳萎缩变小之后，在以上方去苦寒之黄连，加白芍、麦冬、牛蒡子滋阴以清肝，疗效极佳，三剂平复。后以助脾蜜饼子调养脾胃中气，治本以善后。助脾蜜饼子由人参、黄芪、白术、山药、当归、半夏、茯苓、甘草、砂仁、香附、橘皮、六神曲、炒麦芽、楂肉组成，功能健脾益气和中。

（八）飞尘眯目

案例：

颍川十龄子秋成，时沿溪扑草虫饲雀。误拂一物于目，睑率胀起。本里有眼医二，一曰暑风，一曰中虫毒，尔散我丸，既汗载下，睑愈肿，晴尤痛不能耐。无已延余。心知飞尘眯目，拭未出尔。翻胞见谷大一颗，周围血瘀。铲落视之，真谷也。哄堂一笑，厥病如失。然谷有芒刺，不受尘埃半点，侵之青睛，何当刺蔽三日，竟成气翳，嗟嗟！医者，意也。乃无妄之疾，治之大故，二医之意深矣哉。

按语： 临证诊病，须先明病因，这一点十分重要。患儿游玩时，不慎拂拭一物到眼中，以致眼睑肿痛。先找两名眼科医者，因未弄清楚病因，一位认为是暑风，一位认为是中了虫毒，分别给予药散、药丸内服，或发汗表散，或清热泻下，然患儿病情更加严重。黄庭镜临证经验丰富，认为此乃飞尘眯目，翻开眼睑，果然挑出一枚谷粒。此例病案说明了明确病因之重要性，有的临证疾病如飞尘眯目证，有明确病因，谷粒若不挑去，不管如何辨证用药，都无法痊愈。

（九）疔翳

案例：

孔某氏妇，五日携季子登眺，左目暴得兹证。至十一延余，已丧明四日矣。包头挟纩，眠食大废。诊其脉浮大微弦，明系元虚伤风，风厉变热。遂用补中益气合加味逍遥，日进二服，痛止神安，思得蔬食。复以归脾增附子、防风投之，夹衣脱去，烦躁如失。最后凡点服之药，无不应效。一日其疔忽堕，状如小小橘核，剪之不断，目遂见物。未几竟愈。或曰：此妇抚孤守节，操作自给，从无怨尤。药饵之功，殆天玉女于成也。虽然淑慎姆师受天之佑，庸或有之。彼男儿狼心狗行，臻上寿而目若童年，即间抱疾终老，遇余治而遽痊者，抑又何为？

按语： 此例医案病证为疔翳。疔翳初起，发热恶寒，眼睛红肿疼痛，疼痛连眉棱骨、太阳穴部位；继而黑睛长出白色翳子一颗，翳子跟脚深入黑睛之内，且混睛生障，翳子周围赤丝环绕。为眼科重症。本病病因病机，黄庭镜认为是本虚标实，气血先虚，中气下陷，虚火上炎。案中妇女请黄庭镜诊病，得此证已十一天。黄庭镜诊其脉，浮大微弦，辨证为元气不足而外感风热，故以补中益气汤合加味逍遥散，很快痛止神安，再以归脾汤加附子、防风，以及外用点目眼药，后疔翳脱落，病遂痊愈。疔翳为眼科险证，黄庭镜谨守病机，顺利治愈此案，可见黄庭镜高超的临证水平。补中益气汤为李东垣名方，常用于外科病之因脾胃中气不足所致疮疡、疔疮，黄庭镜治此眼科疔翳以调护脾胃为中心，先后使用补中益气汤、归脾汤加味，辨证准确而收全功。

（十）气翳

案例：

表兄余兆文次子，年十六，长夏病风热赤肿。医既瘥，双睛得气翳，状如死人目，怕看。兄亲往南丰求治，余以祖母至戚，冒暑偕行。视症固怪，切脉亦乱来。问所喜所便，曰腹满不思食，唯渴而需饮，小水多。问所见，曰：昼犹夜。因悟医药过甚，邪虽去，而脏气大损。乃以附子理中汤加归、芪，傍晚复处左右合归方与服。翌日风轮下际如新月，清朗逾常。遂依此进药，日开一线。恰计十五日全清。后又一人，暴得气障，发手昼以补中益气汤，夜八味地黄丸递投十数日，亦好。

按语： 此例医案病证为气翳。气翳以风轮黑睛如浊烟笼罩，色泽有如坏死，甚至黑睛昏暗不能照人面目为主要症状。此案患者年十六，先得风热赤肿，服药治疗后，赤肿痊愈，却发展为气翳。同时，伴有腹满不思食，渴而需饮，小便多。黄庭镜由此认为，患者是因治疗风热赤肿，寒凉药服用过度，遂得此证。考虑为虚证，故以附子理中汤加当归、黄芪，左右合归丸等方。第二天病情便有好转，治疗十五天，患者痊愈。后又有一气翳病例，黄庭镜以昼服补中益气汤、暮服八味地黄丸治愈。以此看来，黄庭镜受金元易水学派李东垣、明代温补学派薛己等人影响较大，所治眼科，善用温补。昼服附子理中汤、暮服左右合归丸，昼服补中益气汤、暮服八味地黄丸，阴阳气血并补，可谓明代温补学派之家法，远绍自明清医家薛己、赵献可等人。

（十一）蟹睛

案例：

潘景云尝客荆楚，因天行赤热，治出右偏风。又以偏风治成蟹睛，蟹睛认作黑泡，以针刺破，痛牵脑户。幸两睑肿满，神膏流出无多，买舟还诣余，治愈。明年，黎俗中元赛神，潘素娴笙歌，昼夜纵游，忽恶心发热，走语子乙。学人子乙，老医也，且厚潘。即寓中煎四逆汤加黄连与服。有顷，冷于冰。改用麻黄附子细辛汤，向患目焮肿，经宿宛如覆杯。迎视十余辈，皆惊却。余至，仍力辞。盖病实形赢，弥留欲绝，无从入境。尊人执余手泣曰：是儿已办后事，但眇而不死，拜德多矣。苦思良久，曰：得之。遂以瓜蒂散灌而探吐，出秽汁升许，始能言。云胸膈眉目若烧若筑，急行通利及开导法，阳回脉续。徐徐养阴清燥，越月竟瘥。治优觞为余寿，子乙亦与席。曰：亏先生胆大，得乐此。嗟夫！理随心见，几兆其朕，景云溺情声色，精神不免销耗，故大暑难耐，伤气妨脾，食不化而蕴热恶心，不吐下夺其壅阻，徒以脉迟为寒，热剂理中，既药而反厥，明系火极似水，又以寒在少阴，谬施温散，几使辟雍弟子游学蓉城。顾滑稽佻达，以谑解惭。由君子观之，斯人之道行，宜黎人士美丰姿者不禄，眇与瞽之所以多也。

按语：患者一年前因偏风失治，发展为蟹睛。他医又将蟹睛误诊为黑泡，用针刺破，发为险证，幸遇黄庭镜治愈。第二年因节日昼夜纵情声色，忽恶心发热，从后续病情发展来看，可能当时为风热痰火之证。但老医子乙误用四逆汤、麻黄附子细辛汤后，患者目痛而肿，肿大如覆杯。请十多个医生诊治，都惊于病情之严重，不敢下手，患者弥留欲绝，家人已为其置办后世。黄庭镜急用瓜蒂散灌而探吐，患者吐出秽汁升许，始神清能言，诉说眉目烧灼疼痛。又用通利及开导法，阳回脉续，后养阴清燥一个月方痊愈。案中老医所用四逆汤、麻黄附子细辛汤皆为张仲景经方，后人尊经崇古，遂有经方之家。经方虽为经典，亦需辨证用之。此例患者，黄庭镜认为其平素溺情声色、脾胃蕴热，病后用四逆汤、麻黄附子细辛汤等热药反而厥，应是火极似水。黄庭镜所用吐法、通利、开导等治法，源自金元医家刘完素、张子和，火极似水亦为刘完素辨证亢害承制、寒热真假之心法。

黄庭镜

后世影响

一、历代评价 🦢

　　黄庭镜为中医学术史上有着深远影响的眼科名家，其所著《目经大成》对中医眼科学有着承前启后的重要意义。黄庭镜在中医眼科理论、临证诊治、金针拨障术等方面的成就都很高，为后世学者所师法。除了在医技方面，黄庭镜在医德方面也堪称楷模，受到时人与后世的高度评价。

　　清代名士魏定国，清乾隆时曾任安徽巡抚、吏部侍郎，乾隆皇帝钦赐其"耆年清望"匾额。魏定国曾为黄庭镜《目经大成》作序，在序中高度评价了黄庭镜高尚的医德："临民不爱钱，能为循吏；视疾不爱钱，能为良医。"魏定国高度赞扬说："黄庭镜，潍水一寒儒耳，藉眼医活二十余口，宜以钱为性命，观其行事及所著书，宛合循吏风范，不谓寄迹技流，深造能如是耶？因喜而为序，且于其行大书'八闽高士'以赠。虽然天官职秉铨衡，斯人有有为之才，不及身亲举用，周游湖海而仅以良医闻，不亦滋愧已乎。"根据《目经大成》所载医案，黄庭镜经常仗义出手为贫苦百姓医治眼病，故魏定国甚为感动，大书"八闽高士"赠予黄庭镜。

　　清乾隆时士人李明在读黄庭镜《目经大成》后，亦感慨称叹："天与不尘之镜，化为重离之书，将照耀于天下后世，而盲者赖以不盲。""不尘"为黄庭镜之号，这里以"天与不尘之镜"高度评价黄庭镜。"重离"指太阳，"重离之书"是对《目经大成》的高度评价。意指黄庭镜将为天下后世的眼科患者带来光明与希望。

　　后世眼科医家对黄庭镜更是推崇备至。如晚清眼科医家陈善堂著有

《眼科集成》，书中大量引录了《目经大成》的原文，并附《黄庭镜雷头风痛方论》等篇，可见陈善堂对黄庭镜的推崇。

现代以来，一些学者对黄庭镜眼科学术思想与临床经验进行了研究和挖掘。如：刘崇晏为较早发表论文系统论述黄庭镜学术思想的学者，1982年在《上海中医药杂志》发表"清代眼科学家黄庭镜的学术思想"一文。其指出黄庭镜总结了清代以前的眼科成就，但最大的成就就是在对症状的认识方面，且对疾病的分类命名亦有独到的见解；黄庭镜病因学说，除传统的外因和内因外，已观察到梅毒等花柳病的致盲性，对疟疾、痘疹、胎毒等引起的眼部并发症有详细的论述；刘氏还简评了《目经大成》"八十一症"和"方剂八阵"的成就。

高健生编著的《金针拨障术大师黄庭镜》一书，则系统总结了黄庭镜针拨八法、辨证辨病、八廓新说及临证经验、制方、医论、医案等内容。

吴烈研究了《目经大成》针拨术切口与现代内眼手术，认为黄庭镜所著《目经大成》最早提出了"去风轮与锐眦相半正中插入"的针拨术切口，在现代，此由唐由之最早（1958年）应用并进行广泛的研究。吴氏还采用几组临床资料的分析，说明了这一切口对现代内眼手术影响很大，指出《目经大成》记载的切口目前不仅是国内，在国际上也是一致公认的更为安全可靠的。

王清华等则从语言与文学的角度，研究了《目经大成》的诗歌体裁，通过对《目经大成》中诗词歌赋作用的分析，概括出诗歌在医学文献中的三个作用：以诗为文，便于记忆；体裁丰富，寓意深刻；概括正文，深化主题。认为该书具有"医文并茂"的特点。

赫建斌的2008年硕士学位论文，评述了黄庭镜《目经大成》的学术成就。其运用文献分析研究的方法，指出《目经大成》完善了五轮八廓学说，详辨病因，修正病名，结合内科辨治眼病，总结金针拨障术"八法"，针药并用，内外同治，具有较高的学术成就。赫氏还从眼科基础理论、病名、病因、病症、眼科手术、眼病辨证论治等几个方面，系统总结了黄庭镜《目经大成》一书在中医眼科学上所取得的成就，并简要分析了成就取得的原因及对后世的影响，指出黄庭镜在继承前代中医眼科学家宝贵经验的基础上，结合个人的临床实践经验，善于总结，大胆创新。

汪剑从《目经大成》温补思想着手，探讨黄氏眼科推崇命门学说、突破"目不因火则不病"的陈规、重视眼科温补治法等学术特色，指出温补学派对黄氏眼科的影响，认为这对于促进眼科基础理论的发展、倡导眼科临床辨证用药具有重要的意义。汪氏还从《目经大成》眼科病因学说出发，对黄氏"十二病因说"进行了初步探讨，讨论了因风、因寒、因暑、因湿、因厥郁、因毒、因疟、因胎产、因痘疹、因疳积、因他、无因而因等十二病因的证治内容，指出"十二病因说"在眼科病因学上的重要意义。

当然，《目经大成》虽然堪称中医眼科经典之著，但也并非完美无缺，书中也存在有一些不足之处。其不足之处，主要有如下几个方面。

第一，黄庭镜文化水平较高，撰著医书亦喜欢展示文采，《目经大成》文采斐然，多诗词曲赋，又多用典故。虽然黄氏门徒童德敦夸赞此书"文词隽爽，老妪能解"，但实际上一些文化水平不够高的临床医生要阅读该书还是有一定难度的，不少生僻的典故恐怕就令一些读者望而生畏。这就在一定程度上影响了《目经大成》一书的流传和实际运用。

第二，黄庭镜订正病名，虽然贡献颇多，但有的病名的订正到了矫枉过正的地步。如"春水扬波""长虹贯日""彩云捧日""火天夺日""流金凌木""冰壶秋月""虚潭呈月""剑横秋水"等病症命名，文采虽美，但却往往令读者不知谓何，弄不清所指究竟为何种病症。

第三，《目经大成》中，黄庭镜对《秘传眼科龙木论》《原机启微》《银海精微》《审视瑶函》等前代眼科学批判，可谓不遗余力。其中既有合理之处，也有很多不合理而显得偏激之处，这就造成了后世学者在此方面对黄庭镜颇有微词，认为其性情偏激狂傲。前文对此已经进行过系统介绍，兹不赘述。

总之，黄庭镜为中医眼科学术的发展做出了杰出的贡献。他不仅被古人高度评价为"良医""八闽高士""不尘之镜"，更为现代学者所推崇，其学术思想与眼科医技传承至今，成为眼科史上具有代表性的重要医家。黄庭镜所著《目经大成》为一部集大成式的眼科经典，对后世中医眼科学的发展有着深远的影响，学术价值和临床实用价值较高。该书虽非完美之作，但瑕不掩瑜，书中深刻的见解、独特的思想、丰富的临证经验，都值得后世学者深入研究和运用。

二、学派传承

黄庭镜后人及门人众多，在黄庭镜三十四岁时，已有子八人，且已抱孙。据《目经大成》多篇序文所言，黄氏眼科是传予子嗣的。《甲午中秋后一日书事》中，就说到编写《目经大成》的目的，即"欲编一善本，授嗣子，开瞽医医"。故黄庭镜之孙黄璧峰也通晓医学。黄庭镜之门人可考者，还有邓学礼、童德敦等人。以下简要介绍黄庭镜的门人。

（一）邓学礼

邓学礼，字赞夫，为黄庭镜弟子，因撰著有《目科正宗》而为后世熟知。邓学礼为江西南城（今江西南城）人，因南城地处盱江（现名抚河）下游，故黄璧峰又称邓学礼为"盱江邓君赞夫"。

盱江古称盱水，今名抚河，流经江西省广昌、黎川、南丰、南城、金溪、宜黄、临川等地。盱江一带，文化底蕴深厚，历代名贤辈出。如宋代文学家王安石、曾巩、晏殊、晏几道，以及南宋理学家陆九渊、明代戏曲家汤显祖等。同时，盱江一带，自古名医众多，产生过一大批名垂后世的名医大家，如南宋名医陈自明（临川人，《妇人大全良方》作者），元代名医危亦林（南丰人，《世医得效方》作者），明代名医龚廷贤（金溪人，明时号"医林状元"，《万病回春》《寿世保元》作者）、李梴（南丰人，《医学入门》作者）、龚居中（金溪人，《红炉点雪》作者），清代名医黄宫绣（宜黄人，《脉理求真》《本草求真》作者）、谢映庐（南城人，著有《谢映庐医案》）等。近年来，有学者将盱江一带医家，合称为"盱江医学"流派，与"新安医学""孟河医学""岭南医学"等地方性医学流派相提并论。

邓学礼出生在江西盱江南城这一学术底蕴丰厚之地，青少年时便喜好医学。后听闻邻省福建芦汀黄庭镜燕台公精擅眼科，遂前往拜师学艺、叩门请业。黄庭镜见邓学礼聪敏好学，亦乐育为怀，不靳授受，细心指导邓学礼研习眼科，并将自己所撰著的尚未刊刻的《目经大成》交予了邓学礼，作为授艺教材，邓学礼由此获得了黄庭镜《目经大成》一书。后邓学礼尽得黄庭镜之真传，返回南城，因医术高超，成为江西盱江一带眼科名家，受到当时名流的器重。

邓学礼著辑的《目科正宗》中，有当时名流黄永纶为该书所做的序，序中盛赞了邓学礼医技不凡，并简要载有邓氏医案两则。黄永纶说自己一次患目疾，诸医或谓风，或谓火，或谓肝热。邓学礼至，则云乃心劳肝郁而气不舒，所致"流金凌木"之症，处以方药，不数日而瘥。后黄永纶目疾再次发作，仍然是诸医不能愈，等到邓学礼诊治，云乃心劳肝郁而精气不能运化，处方后又不数日而瘥。"流金凌木"的病名乃黄庭镜所创，状若胬肉攀睛，然色白而薄。《目经大成》也指出本病的病因病机，为"忧思郁结心神损，恚怒劬劳肝气亏。饥饱不匀仓廪坏，色欲无时水火虚。土气既衰金自薄，风邪寒暑相欺。病兼五脏惟斯症，医得无增便是除"。认为本病病机与心、肝、脾等脏有关。由此可以看出，邓学礼对黄庭镜眼科学术思想的继承。

虽然，后世诸家对邓学礼冒名盗刻黄庭镜《目经大成》为《目科正宗》的行为多有不耻，但学者若细读《目科正宗》几篇序文，其实还是能看出，邓学礼对老师黄庭镜实际上是怀有深厚感情的。在黄庭镜去世之后，邓学礼追忆先师，从未否定他自己为黄庭镜传人的身份，并以之为荣。如《目科正宗》黄永纶序中述及，当黄永纶深异邓赞夫的医术才能时，邓赞夫回答说："余何能？此余师不尘子所授也。"又如，王运昌（王选亭）为《目科正宗》所写的序文说，当询问邓学礼"其业所自来"时，邓学礼回答"得之闽芦汀黄燕台所传"，并赞黄庭镜资才过人，每遇目疾，但经其手，医无不效，而自己所学，医之奏效，与黄庭镜同，承认了自己所师承的乃黄庭镜的学术。邓学礼还告诉王选亭说，黄庭镜先生著有《目经大全》（即《目经大成》），自己得其真传，欲以师传所心得者遍传诸世。王选亭素来留心医学，邓学礼乃出自己所藏医书交予王选亭，说明乃师传心得，因深恐师授眼科心法失传，后世无由得见，遂请求王选亭为作序付梓。由此，乃有《目科正宗》嘉庆乙丑年（嘉庆十年，1805 年）之刊行。从此段序文来看：首先，邓学礼并不否认自己黄氏眼科传人的身份，而且以身为黄庭镜弟子为荣；其次，邓学礼也向王选亭说明了《目科正宗》的内容得自师传。

《目科正宗》中，还全文收录了黄庭镜《目经大成》的自序，可见邓学礼对黄庭镜撰著《目经大全》（即《目经大成》）也并未隐讳。并且邓学礼在《目科正宗》的自序中还详细记述了自己投师黄庭镜的学医历程。邓学礼在自序中，谈到自己出生于贫寒之家，三岁时父亲去世，家徒四壁，全靠母亲含辛茹苦抚育成长。稍长后，患足疾而跛，丧失了劳动力，又无钱向学，"视乡学家塾，不啻蓬瀛，四书经义，仅私淑诸人"。年十九而习药，才自学《灵枢》《素问》等医学经典，但因无明师指点，终无所得。后得见眼科名家黄庭镜，黄庭镜见邓学礼"朴诚且聪敏"，乃收为弟子。邓学礼说黄庭镜授自己"以所著《目经》",并回忆黄庭镜授艺情形说:"(黄庭镜先生)教予炮制,教予刀针,教予脉理,阐发源流,抉其精微,而后余(邓学礼)稍知医。"一系列排比之句,充满了对先师黄庭镜的感念之情。

邓学礼学成之后,行医于江西、江淮、闽粤、荆襄之间。至晚年,邓学礼感叹"师所授书(指《目经大成》),日以敝;所口授者,又年衰不能尽记",而《目经大成》在黄庭镜去世后又一直未刊行,乃"大惧师传之失也"。此时,邓学礼正好遇到郡县名流王选亭,在选亭先生的支持之下,才有邓学礼《目科正宗》之刊行。以上便是邓学礼《目科正宗》自序的内容。从序文可知,邓学礼是感念黄庭镜的师授恩德的。其刊行《目科正宗》的目的,也是为了传承黄庭镜眼科学术,为后人留下黄氏眼科心法。《目科正宗》并未隐讳黄庭镜师授心法,几篇序文也曾多处交代。但甚为不妥的是,《目科正宗》刊行后,封面竟然冠以"南城邓赞夫著辑""邓氏藏板"的名义,徒增冒名盗刻之罪,以此招致非议,成为《目科正宗》一书的污点。

客观而言,邓学礼刊行《目科正宗》时,黄庭镜已经去世,而邓学礼与黄庭镜后人交往并不多,《目经大成》又久未刊行。邓学礼主要是出于担心黄氏眼科心法失传的想法,而整理师授医书与眼科心法的。因此,虽然《目科正宗》有欺世盗名之嫌,但若站在继承发扬黄庭镜眼科学术的角度上来说,《目科正宗》在清代中后期的眼科学界有较为深远的影响,邓学礼也是有功劳的。后来,黄庭镜之孙黄璧峰,见到《目科正宗》刊行后,愤怒地指责邓学礼有三大罪状:一是冒名;二是去其序例,任意窜易;三是内容舛谬殊甚,有负先志,贻误后人。实际上,从《目科正宗》的内容来看,邓学礼得到的黄庭镜《目经大成》恐怕并非最终定稿,加之邓学礼年衰而不能尽记,且鲁鱼亥豕、师徒授受各有差异,故《目科正宗》的内容、篇章顺序等,与《目经大成》有所出入,也是可以理解的。

（二）童德敦

童德敦为黄庭镜另一弟子，曾为《目经大成》作跋。童德敦生平不详，只能通过《目经大成》了解一二。

笔者发现，除童德敦所写的跋外，我们还可通过《目经大成》一处记载，对童德敦的学医情况略窥一斑。《目经大成》卷之二下"内障"中，载有几段病案。其中有一段，黄庭镜谈到，"泰邑龙湖"童静山受业于他，修习金针拨障术；不料偏偏门人童静山开始实践时，便遇到了如同唐三流一般品格低劣的患者戴六牙。患者戴六牙，接受童静山的针拨内障术治疗后，虽目力顿时须眉毕现，但却如同黄庭镜以前遇到过的一个无赖病人唐三流一般，谎称仍不可见，且言疼痛剧烈，借以逃避诊治费用，甚至对医者加以敲诈。

黄庭镜这里所说的门人童静山，实际就是童德敦。何以言之？案中说到受业于黄庭镜的童静山为泰邑龙湖人，泰邑龙湖亦即今日福建省泰宁县龙湖镇。童德敦为《目经大成》所写的跋文落款为"杉阳门人童德敦"，杉阳即福建泰宁（今泰宁县杉城镇）。另，古人名与字多为相关，"德敦"与"静山"其义是相关的。如《周易·坤》云："文言曰：坤至柔，而动也刚，至静而德方。"古人又常说："静以修身，俭以养德。"故"德"与"静"其义相关。《尔雅·释丘》说："丘，一成为敦丘。""敦"有敦厚之义，而山有敦厚之德，故"德敦"与"静山"其义相关。所以本案中所说的童静山就是童德敦，静山乃童德敦的字（在古代，自称多称自己的名，称他人多称他人的字），而且童德敦还获得了黄庭镜金针拨障术的真传。

童德敦膺服乃师学术，后为乃师黄庭镜医著撰写跋文，在跋中赞叹《目经大成》"证治具备，方注加详，名固专家，实医贯也"，认为《目经大成》虽为眼科专科专书，但其医理贯通临床各科，证治方注详备，堪称"医贯"，还指出了《目经大成》文采优美但又文理通畅的特点，说该书

"文词隽爽，老妪能解"，对于黄庭镜在书中拳拳济世的苦口婆心，以及对前代错谬之处不吝批判矫正的特点也进行了点评。其谓《目经大成》一书，"凡吉凶悔吝，有关性命者，莫不谆谆劝戒。而异端伪学，辟之尤力。不啻等身，风雅兼赞，翼名教者也"。总之，童德敦对《目经大成》的评价颇高，言"清夜读之，恍若重离之照，上下昭明，化溥仁风，飘扬遐迩，医教其兴钦"。对于黄庭镜的为人，童德敦也有评述，认为《目经大成》之所以能取得如此高的成就，与黄庭镜高超的医术和平素为人是分不开的。其谓黄庭镜"丰神英俊，肝胆澄彻，故能高出手眼，勘入性灵"，为人令人"高山在望，仰止兴思"；赞黄庭镜医术"卓荦好奇，技学九鹓，无所短长，乃博极群书，造成绝艺"。以上当属童德敦有感而发，提示其对乃师黄庭镜的品性风格和著述特点非常了解，且怀有较深的师徒情谊，才能写出这样多的中肯文字。

（三）黄璧峰

黄璧峰（黄瑛怀），又名黄玉峰，为黄庭镜之孙，乃父为黄庭镜之子黄在田。黄璧峰生卒年及生平不详。黄璧峰继承祖父遗志，通晓医术。黄庭镜谢世后，直到其孙黄璧峰时，《目经大成》也无力刊行。后黄璧峰听闻邓学礼已为付梓，以为黄庭镜声名将因此而益著，深以为应归功于邓学礼。直到嘉庆十九年（1814），《目科正宗》刊行九年后，黄璧峰游信江郡（今江西上饶），恰好遇到邓学礼，于是索要刻本阅之，才发现邓学礼刻本竟冒名署为"目科正宗，南城邓赞夫辑著"。且黄璧峰细为阅读，发现《目科正宗》书内舛谬甚多，因而深为义愤。时江西上饶黄氏同族香泉先生为黄庭镜族弟，家素丰而笃义举，弃儒业而治岐黄，究心方书。黄璧峰向黄香泉说明《目经大成》被邓学礼冒名盗刻的情况，并将《目经大成》进于黄香泉，黄香泉阅读之后，深为赞叹。香泉先生带头筹集资金，黄璧峰对其祖父《目经大成》详加校订，主持刊刻，历时二年始竣，遂将《目经大成》交付达道堂于 1817 年到 1818 年前后刊行。黄香泉在《校刊目经大成序》中，赞扬黄璧峰校订《目经大成》是为孝行，有"去伪存真，悉还其旧"之功。

三、后世发挥

《目经大成》刊刻问世后，由于该书具备较为完备的眼科证治体系、鲜明的学术风格，故对后世眼科的影响日渐深远，不少医家对其学术多有发挥。

第一，《目经大成》对某些眼科疾病特点的描述和对病因病机的见解，为后世医家所接受。如，晚清眼科医家陈善堂的《眼科集成》，便大量引录了《目经大成》的原文，在暴发火眼症、脓泪时流症、漏睛症、混睛障症、眦帷赤烂症、瞳人缩小症、神光夜现症、目流血症等病症中，都直接引用了黄庭镜的观点，并附有《黄庭镜雷头风痛方论》等篇章。现代中医眼科学教材，也多引录《目经大成》原文。如新世纪全国高等中医药院校规划教材《中医眼科学》中，胞生痰核、通睛、珠突出眶、真睛破损、近视、远视等病证中，都引用了《目经大成》的相关证候描述。

第二，《目经大成》中，某些新订正的病名，为后世医家所沿用。其中，前文所谈到的"黄液上冲"，已为后世中医眼科学所通用。如新世纪全国高等中医药院校规划教材《中医眼科学》评价说："（黄庭镜）勇于实践，敢于革新，修订病名，如将多年沿袭的'黄膜上冲'修正为'黄液上冲'，使之符合临床实际。"又如，今日中医眼科所通用的"宿翳"这一病名，也首见于《目经大成》"冰壶秋月"一证中。另外如近视、远视，皆自《目经大成》始称，已为今日眼科学所通用。

第三，《目经大成》的方药、眼科术式对后世的影响。《目经大成》所收录的医方较广，不仅收录了大量历代眼科专用方，还收录了不少临证各科通用方、名方、内科方等。按照八阵类方的方法，也对后世有所启发。如陈善堂《眼科集成》，在眼科病证的选方用药及方论等方面，多依黄庭镜的见解。眼科术式方面，《目经大成》对"金针拨障术"的记载，在古代医籍中最为详细。其"针拨八法"对"金针拨障术"手术过程的描述和概括，具有历史总结性意义。"金针拨障术"这一术式，后来为唐由之等近代眼科名家所继承发扬。

第四，黄庭镜开启了广泛运用温热法、温补法治疗眼科疾病的先河，破除了部分医家对"目不因火则不病"论断的偏信盲从，堪称为"眼科温补派"（或"眼科扶阳派"）第一家。黄庭镜之后，擅用温阳法治疗眼病的医家不断涌现，如前文谈到过的顾养吾、刘松元、郑钦安、陈达夫等，《银海指南》《目科捷径》《眼科奇书》《中医眼科六经法要》等眼科专著也相继问世。顾养吾《银海指南》多采用温补之法；郑钦安、陈达夫等人则擅用《伤寒论》经方治疗眼病；《眼科奇书》则明确提出了"外障是寒，内障是气"的独特观点，并广泛运用四味大发散（麻茸、蔓荆、藁本、北细辛，老姜为引）、八味大发散（四味大发散加羌活、防风、白芷、川芎，老姜为引）及附子等辛温之品治疗眼病。这些都是对黄庭镜《目经大成》广泛运用扶阳法治疗眼病的进一步发扬。

其余，如黄庭镜对《审视瑶函》的批判，对眼科病因学说的研究，都对后世有着深远的影响。

综上所述，黄庭镜是在中医眼科史上做出巨大贡献的医家，他所撰著的《目经大成》一书，为中医眼科经典名著，对后世眼科有着深远的影响。黄庭镜在学术上不迷信古人，敢于质疑前人的谬误，并勇于纠正前人的错误，这一点是非常难能可贵的。其对前人错误的纠正，促进了中医眼科学术的发展，如对"黄膜上冲"等病名的修订，以及首次提出"近视""远视""宿翳"等病名。在中医眼科理论方面，黄庭镜详细论述了中医眼科五轮学说、八廓学说、十二病因学说及辨证方法，还引入了明代温补学派张介宾、赵献可、李中梓等诸家学说，形成了颇具特色的眼科温补思想。在眼科外治与手术方面，黄庭镜也起到了承前启后的作用，如详细记载了眼科外用方药，至今还有很高的临床运用与开发价值。其详细记载的金针拨障术的手术方法，影响了近现代中国眼科白内障手术的发展。除眼科医术高超外，黄庭镜的品德也堪为典范，其医德高尚、生性耿直、刚正不阿，在《目经大成》医案中便可略见一斑，当时名士更是高度赞扬他为"八闽高士""不尘之镜"，可见黄庭镜确实是值得后人学习的良医，是中医眼科史上的杰出人物。

黄庭镜

参考文献

图书类

［1］清·黄庭镜著；李怀芝，郭君双，郑金生整理.目经大成［M］.北京：人民卫生出版社，2006.

［2］清·黄庭镜著；卢丙辰，张邓民点校.目经大成［M］.北京：中医古籍出版社，1987.

［3］清·黄庭镜著；汪剑，张晓林，徐梅校注.目经大成［M］.北京：中国中医药出版社，2015.

［4］闽瀔川黄庭镜笔乘.目经大成［M］.清嘉庆丁丑年达道堂刻本.

［5］清·黄庭镜著；李点整理.中华医书集成·五官科类·目经大成［M］.北京：中医古籍出版社，1997.

［6］汉·司马迁.史记［M］.长沙：岳麓书社，2001.

［7］王象礼主编.陈无择医学全书［M］.北京：中国中医药出版社，2005.

［8］金·刘完素撰；孙洽熙，孙峰整理.素问玄机原病式［M］.北京：人民卫生出版社，2005.

［9］元·倪维德撰著，明·薛己校补.原机启微［M］.上海：上海科学技术出版社，1959.

［10］明·李时珍编著，张守康校注.本草纲目［M］.北京：中国中医药出版社，1998.

［11］明·佚名氏撰，郑金生整理.银海精微［M］.北京：人民卫生出版社，2006.

［12］明·傅仁宇纂辑；郭君双，赵艳整理.审视瑶函［M］.北京：人民卫生出版社，2006.

［13］明·张介宾著；夏之秋，等校注.景岳全书［M］.北京：中国中医药

出版社，1994.

［14］清·南城邓赞夫著辑.目科正宗［M］.清嘉庆乙丑年邓氏藏板.

［15］清·张璐著；赵小青，裴晓峰校注.本经逢原［M］.北京：中国中医
药出版社，1996.

［16］清·佚名著；卢丙辰，安身谦，李僖如点校.眼科奇书［M］.北京：
中医古籍出版社，1991.

［17］清·陈善堂撰.眼科集成［M］.1920年渝城治古堂刻本.

［18］陈邦贤辑录.二十六史医学史料汇编［M］.北京：中国中医研究院中
国医史文献研究所，1982.

［19］程士德.内经讲义［M］.上海：上海科学技术出版社，1984.

［20］李经纬.中医人物词典［M］.上海：上海辞书出版社，1988：568.

［21］俞慎初.闽台医林人物志［M］.福州：福建科学技术出版社，1988.

［22］高健生.金针拨障术大师黄庭镜［M］.北京：中国科学技术出版社，
1989.

［23］薛清录.全国中医图书联合目录［M］.北京：中医古籍出版社，1991.

［24］梁绍辉.太极图说通书义解［M］.海口：海南出版社，1991.

［25］陈国庆，张爱东注译.道德经［M］.西安：三秦出版社，1995.

［26］黄赞强，黄雄.江夏黄研究［M］.广州：暨南大学出版社，1996.

［27］徐又芳.中医五官科名著集成［M］.北京：华夏出版社，1997.

［28］范毓桂，张书简修纂；建宁县地方志编纂委员会整理.建宁县志（民
国八年版）［M］.福州：［出版者不详］，2002.

［29］曾庆华.中医眼科学［M］.北京：中国中医药出版社，2003.

［30］金良年.十三经译注·论语译注［M］.上海：上海古籍出版社，2004.

［31］黄寿祺，张善文.十三经译注·周易译注［M］.上海：上海古籍出版
社，2004.

［32］胡奇光，方环海.十三经译注·尔雅译注［M］.上海：上海古籍出版社，2004.

［33］接传红，高健生整理.秘传眼科龙木论［M］.北京：人民卫生出版社，2006.

［34］邹学熹.易学易经教材六种［M］.北京：中医古籍出版社，2006.

［35］薛清录.中国中医古籍总目［M］.上海：上海辞书出版社，2007.

［36］和中浚.中医必读百部名著·眼科卷［M］.北京：华夏出版社，2008.

［37］和中浚.带您走进《审视瑶函》［M］.北京：人民军医出版社，2008.

［38］和中浚.图说中医学史［M］.南宁：广西科学技术出版社，2010.

论文类

［1］刘崇晏.清代中医眼科学家黄庭镜的学术思想［J］.上海中医药杂志，1982，（9）：46.

［2］官桂诠.《目经大成》作者黄庭镜哪里人［J］.文献，1991（2）：231.

［3］吴烈.《目经大成》针拨术切口与现代内眼手术［J］.中华医史杂志，2000，30（2）：87-89.

［4］王清华，和中浚.《目经大成》中诗歌体裁的运用［J］.中医药文化，2006，1（1）：25-27.

［5］汪剑，和中浚.《原机启微》病因病机学说阐微［J］.中华中医药学刊，2007，25（12）：2495.

［6］汪剑，和中浚.《银海精微》丹溪学术思想探骊［J］.浙江中医杂志，2007：504-506.

［7］汪剑，和中浚.从《审视瑶函》内治八法看眼科方剂的配伍特点［J］.山东中医杂志，2007：731-732.

［8］赫建斌，刘德荣，曹雪艳.黄庭镜《目经大成》的学术成就［J］.福建中医学院学报，2008，18（1）：48-50.

［9］赫建斌.黄庭镜《目经大成》眼科学术成就研究［D］.福州：福建中医学院，2008.

［10］陈乃琳.潮州孚中村："江夏子孙"状元黄仁勇故乡［N］.潮州日报，2009-12-16.

［11］汪剑，和中浚，靳霞.《目经大成》眼科温补思想探讨［J］.中国中医眼科杂志，2010，20（5）：296-298.

［12］李鲲，张家玮，李哲.《目经大成》举要［J］.中国中医基础医学杂志，2011，17（8）：853.

［13］汪剑，和中浚，柳亚平.《目经大成》"眼科十二病因"探讨［J］.中国中医眼科杂志，2012，22（2）：138-140.

［14］汪剑，和中浚.眼科名著《目经大成》版本调查及整理概况［J］.中华中医药学刊，2013，31（2）：249-251.

汉晋唐医家（6名）

张仲景　王叔和　皇甫谧　杨上善　孙思邈　王　冰

宋金元医家（19名）

钱　乙　刘　昉　陈无择　许叔微　陈自明　严用和
刘完素　张元素　张从正　成无己　李东垣　杨士瀛
王好古　罗天益　王　珪　危亦林　朱丹溪　滑　寿
王　履

明代医家（24名）

楼　英　戴思恭　刘　纯　虞　抟　王　纶　汪　机
薛　己　万密斋　周慎斋　李时珍　徐春甫　马　莳
龚廷贤　缪希雍　武之望　李　梴　杨继洲　孙一奎
吴　崑　陈实功　王肯堂　张景岳　吴有性　李中梓

清代医家（46名）

喻　昌　傅　山　柯　琴　张志聪　李用粹　汪　昂
张　璐　陈士铎　高士宗　冯兆张　吴　澄　叶天士
程国彭　薛　雪　尤在泾　何梦瑶　徐灵胎　黄庭镜
黄元御　沈金鳌　赵学敏　黄宫绣　郑梅涧　顾世澄
王洪绪　俞根初　陈修园　高秉钧　吴鞠通　王清任
林珮琴　邹　澍　王旭高　章虚谷　费伯雄　吴师机
王孟英　陆懋修　马培之　郑钦安　雷　丰　张聿青
柳宝诒　石寿棠　唐容川　周学海

民国医家（7名）

张锡纯　何廉臣　陈伯坛　丁甘仁　曹颖甫　张山雷
恽铁樵